JN124131

フレイル高齢者・認知機能低下高齢者の下部尿路機能障害に対する
診療ガイドライン 2021

編集・発行
日本サルコペニア・フレイル学会
国立長寿医療研究センター

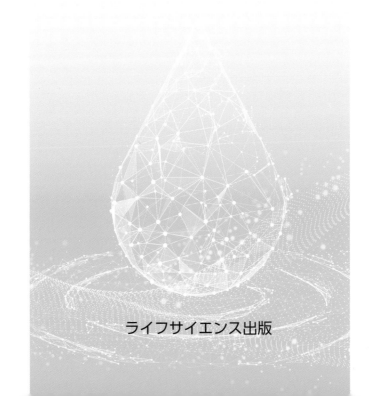

ライフサイエンス出版

序文

　尿失禁は代表的な老年症候群であり，尿失禁をはじめとする下部尿路機能障害は高齢者のQOL障害となるため，日本排尿機能学会より「過活動膀胱診療ガイドライン」，日本泌尿器科学会より「男性下部尿路症状・前立腺肥大症診療ガイドライン」，および日本排尿機能学会・日本泌尿器科学会の合同で「女性下部尿路症状診療ガイドライン」，「夜間頻尿診療ガイドライン」などが発刊されている。高齢者においてはフレイルや認知機能低下と下部尿路機能障害との関連が指摘されてはいるものの，その治療や管理・ケアなどに関するガイドラインなどは存在しない。

　今回，国立長寿医療研究センターではセンター内の老年医学，泌尿器科学の専門家だけではなく，外部からもそれぞれの専門家を分担研究者として加えて，長寿医療研究開発費「フレイル高齢者における下部尿路機能障害に対するガイドラインの作成に関する研究（30-5）」において，「フレイル高齢者・認知機能低下高齢者の下部尿路機能障害に対する診療ガイドライン2021」を作成した。

　なお，さまざまなガイドラインや成書などを通じてその知識などが広く臨床現場に浸透し，その是非について十分なコンセンサスが確立していると考えられる事項や疾患・病態の背景因子などに関する事項については，Background Question（BQ）として記述した。重要な臨床事項については，これまでのように臨床質問を作成し，Clinical Question（CQ）として記述した。

　75歳以上の高齢者が増え続けるわが国において，高齢者のQOLの維持を目的として，下部尿路機能障害の治療やケアに関するこれまでのエビデンスをまとめて，フレイル高齢者・認知機能低下高齢者における尿失禁などの下部尿路機能障害に対する診療指針を策定することはきわめて重要であると考えられる。また，本ガイドラインは専門医以外の実地医家・看護師や介護職などの専門職に対しての有用性も高いと考えられ，高齢者医療の均てん化が期待できる。

2021年3月

日本サルコペニア・フレイル学会 代表理事
国立長寿医療研究センター 理事長
荒井秀典
国立長寿医療研究センター 副院長/泌尿器外科部長
吉田正貴

目次

I　Background Question（BQ）

Ⅱ Clinical Question (CQ)

本ガイドラインについて

● 対象患者・利用者・使用方法

　対象患者は，下部尿路機能障害を訴えるフレイル高齢者あるいは認知機能低下高齢者である。利用者としては，泌尿器科医師，老年内科医師を中心に，広く高齢者の下部尿路機能障害を訴える患者の診療に携わる医師・看護師・療法士・保健師などの医療従事者を想定した。

　本ガイドラインは下部尿路機能障害を訴えるフレイル高齢者あるいは認知機能低下高齢者に対する診療に資するために作成されたが，必要に応じて既刊の診療ガイドライン（過活動膀胱，男性下部尿路症状・前立腺肥大症，間質性膀胱炎・膀胱痛症候群，女性下部尿路症状，夜間頻尿）[1〜5]も併せて参照・利用することが望まれる。

　また，本ガイドラインの推奨レベルは強制されるべきものではなく，診療行為の選択肢を示す一つの参考資料であって，患者と医療者は協働して最良の診療を選択する裁量が認められるべきである。したがって，本ガイドラインは診療の方向性を示唆するだけのものであり，規則や法的基準を示すものではない。

● 作成手順

　作成にあたっては，「Minds 診療ガイドライン作成マニュアル 2017」[6]を一部参考として作成することとした。ガイドライン作成にあたっては，研究チーム全員でガイドライン作成委員会を構成し，システマティックレビューチームとガイドライン作成グループに分けて作業を行った。

　まず，ガイドライン作成委員会メンバーにより下部尿路機能障害における問題点を整理し，Background Question（BQ）およびClinical Question（CQ）を作成した。BQおよびCQについては関連学会との間で意見交換を行い，学会の意向も含めたものとした。

　それぞれのBQおよびCQ を基にキーワードを選択し，検索式を立て，システマティックレビューを行った。検索データベースはMedline，Cochrane Library，医学中央雑誌とし，期間は2019年8月18日までのものとした。その結果よりシステマティックレビューチームがスクリーニングを行い，構造化抄録（CD-ROMにて保存）を作成した。ただし，重要と思われる論文についてはハンドサーチにても検索し，原稿作成直前のものまでも含むこととした。

　その後，作成された構造化抄録を基に，ガイドライン作成グループにより適切な論文を選択し，エビデンスレベルと推奨レベルの決定を行い，解説を作成した。なお，推奨レベルの合意方法としては，Nominal Group Techniqueを用いた。メンバー内での査読を行った後，関連学会の査読を仰ぎ，次いでパブリックコメントを得て刊行した。

● エビデンスレベルと推奨レベル

　CQに対する本ガイドラインのエビデンスレベルと推奨レベル（表Ⅰ〜Ⅲ）は「動脈硬化性疾患予防ガイドライン 2017 年版」[7]，「フレイル診療ガイド 2018 年版」[8]における表記方法

表Ⅰ　治療・診断に関するエビデンスレベルの分類

エビデンスのレベル	内 容
1＋	質の高いRCT*およびそれらのメタ解析/システマティックレビュー
1	それ以外のRCTおよびそれらのメタ解析/システマティックレビュー
2	前向きコホート研究およびそれらのメタ解析/システマティックレビュー
3	非ランダム化比較試験 前後比較試験 後ろ向きコホート研究 ケースコントロール研究およびそれらのメタ解析/システマティックレビュー RCT後付サブ解析
4	横断研究，症例集積

RCT：randomized controlled trial (ランダム化比較試験)
* 質の高いRCTとは：①多数例 (1群100例以上など)，②二重盲検，独立判定，③高追跡率 (低脱落率)，低プロトコール
　逸脱，④ランダム化割付法が明確，などを示す。

表Ⅱ　疫学研究のエビデンスレベルの分類

エビデンスのレベル	内 容
E-1a	コホート研究のメタ解析
E-1b	コホート研究
E-2	症例対象研究，横断研究
E-3	記述研究 (ケースシリーズ)

表Ⅲ　推奨レベル

推奨のレベル	内 容
A	強い推奨
B	弱い推奨

を踏襲した。また，介入試験ではそれぞれのガイドライン同様の推奨レベルを記載した。
　明確なエビデンスはないが，重要と考えられる項目については，実臨床の経験などを踏まえ，委員の議論と合意を反映させて，推奨レベルをConsensual recommendationとして定めた。なお，要約文の記載において，「推奨する」は強い推奨を，「考慮する」は弱い推奨のことを表している。

● 用語・訳語

　2002年の国際禁制学会 (International Continence Society: ICS)による用語基準[9]と，その和訳「下部尿路機能に関する用語基準：国際禁制学会標準化部会報告」[10]に準拠した。また，「日本排尿機能学会標準用語集第1版」[11]も参考とした。

● 略語

　本文中にしばしば使用される略語を表Ⅳ (p. X)にまとめて示した。本文中に断りなく略語で表記されることがある。

● 利益相反

　本ガイドラインは社会貢献を目的として作成されたものである。各委員個人と企業間との講演活動などを通じた利益相反は存在する。しかし，本ガイドラインの勧告内容は，科

学的根拠に基づくものであり，特定の団体や製品・技術との利害関係により影響を受けたものではない。作成に要した費用は，長寿医療研究開発費「フレイル高齢者における下部尿路機能障害に対するガイドラインの作成に関する研究（30-5）」により賄われた。

なお，各委員の利益相反は，それぞれの所属学会の規約に則り学会への開示が行われ，利益相反状態にないことが確認されている。

● 改訂

本ガイドラインは，5年を目途に改訂を行う予定である。

● 公開

本ガイドラインは，作成後速やかに日本サルコペニア・フレイル学会，日本排尿機能学会，日本老年医学会の会員限定公開サイトに公開される。1年後からは，Mindsガイドラインライブラリー（https://minds.jcqhc.or.jp/）をはじめ，その他の学術団体の要請があれば公開される予定である。

本ガイドラインがフレイル高齢者・認知機能低下高齢者の下部尿路機能障害の診療に少しでも役立てば，作成委員一同の喜びとするところである。

2021年1月
フレイル高齢者・認知機能低下高齢者の下部尿路機能障害に対する診療ガイドライン
作成委員一同

・文献・

1）日本排尿機能学会/過活動膀胱診療ガイドライン作成委員会（編）. 過活動膀胱診療ガイドライン 第2版. リッチヒルメディカル；2015.
2）日本泌尿器科学会（編）. 男性下部尿路症状・前立腺肥大症診療ガイドライン. リッチヒルメディカル；2017.
3）日本間質性膀胱炎研究会/日本泌尿器科学会（編）. 間質性膀胱炎・膀胱痛症候群診療ガイドライン. リッチヒルメディカル；2019.
4）日本排尿機能学会/日本泌尿器科学会（編）. 女性下部尿路症状診療ガイドライン 第2版. リッチヒルメディカル；2019.
5）日本排尿機能学会/日本泌尿器科学会（編）. 夜間頻尿診療ガイドライン 第2版. リッチヒルメディカル；2020.
6）日本医療機能評価機構. Minds 診療ガイドライン作成マニュアル2017. 小島原典子ほか(編). 日本医療機能評価機構；2017.
7）日本動脈硬化学会. 動脈硬化性疾患予防ガイドライン2017年版. ナナオ企画；2017.
8）荒井秀典（編集主幹）/長寿医療研究開発事業(27-23)：要介護高齢者，フレイル高齢者，認知症高齢者に対する栄養療法，運動療法，薬物療法に関するガイドライン作成に向けた調査研究班（編）. フレイル診療ガイド2018年版. ライフ・サイエンス；2018.
9）Abrams P, Cardozo L, Fall M, et al. Standardisation Sub-committee of the International Continence Society. The standardisation of terminology of lower urinary tract function: report from the Standardisation Sub-committee of the International Continence Society. Neurourol Urodyn 2002; 21: 167-178. PMID: 11857671
10）本間之夫，西沢理，山口脩．下部尿路機能に関する用語基準：国際禁制学会標準化部会報告. 日排尿会誌 2003; 14: 278-289.
11）日本排尿機能学会用語委員会（編）. 日本排尿機能学会標準用語集 第1版. 中外医学社；2020.

ガイドライン作成組織

● 作成委員会の設置

　本ガイドラインの作成主体である国立長寿医療研究センターならびに関連学会から作成委員を選定し，ガイドライン統括委員会，ガイドライン作成グループ，システマティックレビューチーム，事務局を以下のように構築した。なお，外部委員は委嘱しなかった。

ガイドライン作成主体

国立長寿医療研究センター
日本サルコペニア・フレイル学会

協力団体

日本排尿機能学会
日本老年医学会
日本老年泌尿器科学会

ガイドライン統括委員

荒井　秀典　国立長寿医療研究センター　理事長
吉田　正貴　国立長寿医療研究センター　副院長/泌尿器外科　部長

ガイドライン作成グループ

荒井　秀典　国立長寿医療研究センター　理事長
葛谷　雅文　名古屋大学大学院医学系研究科地域在宅医療学・老年科学講座　教授
後藤　百万　地域医療機能推進機構 (JCHO) 中京病院　病院長
吉田　正貴　国立長寿医療研究センター　副院長/泌尿器外科　部長

システマティックレビューチーム

佐竹　昭介　国立長寿医療研究センター　フレイル研究部フレイル予防医学研究室長/老年内科　部長
西井　久枝　国立長寿医療研究センター　泌尿器外科
西原　恵司　国立長寿医療研究センター　老年内科部
野宮　正範　国立長寿医療研究センター　泌尿器外科　医長
横山　剛志　国立長寿医療研究センター　看護部　副看護師長

作成協力者

鈴木　基文　東京都立墨東病院　泌尿器科　部長

レビュー協力者

諏訪　敏幸　大阪大学人間科学研究科

事務局

長坂　千穂　国立長寿医療研究センター　理事長室

（五十音順　所属は 2021 年 1 月現在）

表Ⅳ　略語一覧

略 語	欧 文	名称，訳語
ADL	activities of daily living	日常生活動作
BMI	body mass index	体格指数
BUN	blood urea nitrogen	血中尿素窒素
CGA	comprehensive geriatric assessment	高齢者総合的機能評価
CI	confidence interval	信頼区間
CLSS	Core Lower Urinary Tract Symptom Score	主要下部尿路症状スコア
CRP	C-reactive protein	C反応性蛋白質
FIM	Functional Independence Measure	機能的自立度評価法
IADL	instrumental activities of daily living	手段的日常生活動作
ICIQ	International Consultation on Incontinence Questionnaire	国際失禁会議質問票
ICIQ-SF	International Consultation on Incontinence Questionnaire Short Form	国際失禁会議質問票短縮版
ICS	International Continence Society	国際禁制学会
IIQ	incontinence impact questionnaire	尿失禁質問票
IPSS	International Prostate Symptom Score	国際前立腺症状スコア
I-QOL	incontinence quality of life	尿失禁QOL質問票
KHQ	King's Health Questionnaire	キング健康質問票
LUTS	lower urinary tract symptoms	下部尿路症状
MCI	mild cognitive impairment	軽度認知障害
MMSE	Mini-Mental State Examination	ミニメンタルステート検査
MoCA	Montreal Cognitive Assessment	モントリオール認知評価
N-QOL	nocturia quality of life	夜間頻尿QOL質問票
OAB	overactive bladder	過活動膀胱
OABSS	overactive bladder symptom score	過活動膀胱症状スコア
OAB-q	overactive bladder-questionnaire	過活動膀胱質問票
PFS	pressure-flow study	内圧尿流検査
PSA	prostate specific antigen	前立腺特異抗原
QOL	quality of life	生活の質
RCT	randomized controlled trial	ランダム化比較試験
TURP	transurethral resection of the prostate	経尿道的前立腺切除術
UAB	underactive bladder	低活動膀胱
UDS	urodynamic study	尿流動態検査

I

Background Question（BQ）

I. Background Question (BQ)

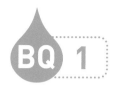 フレイル，認知機能と下部尿路機能障害は関係するか？

要約

- 男性高齢者では下部尿路症状が重度になるにしたがい，フレイル有症率は増加する。 エビデンスレベル E-2
- 過活動膀胱とフレイルの関連が示唆される。 エビデンスレベル E-2
- フレイル高齢者の下部尿路症状全般と，疲労感および活動量低下が関連し，蓄尿症状とは筋力低下および身体機能低下が，排尿症状とは疲労感および活動量低下が関連する可能性がある。 エビデンスレベル E-2
- 認知症と下部尿路症状とは有意な関連があり，重度な尿失禁は認知機能低下と関連する。 エビデンスレベル E-2
- アルツハイマー型認知症の下部尿路症状，特に過活動膀胱症状は，MMSEなどで評価される認知機能の程度とは有意な関係にないが，Clinical Dementia Rating scoreと有意な関係を認める。 エビデンスレベル E-2
- 認知機能低下高齢者では，深部白質病変，前頭葉機能の低下ならびにアセチルコリンエステラーゼ阻害薬の使用が下部尿路症状と関連する可能性がある。 エビデンスレベル E-2

文献検索と採用の流れ

　本BQでは，フレイル，認知機能と下部尿路症状との関連性について，frailty, frail elderly, geriatric assessment, dementia, cognitive dysfunction, lower urinary symptom をキーワードとして，Medlineと医学中央雑誌により論文検索を行った。Medline 957編，医学中央雑誌708編から，題名と抄録の内容を踏まえ33編を抽出し，本文の吟味とハンドサーチによる8編を追加し，最終的に15編の論文を採用した。

解説

フレイル

　フレイルの定義は種々あり，今回のレビューでは主にFriedらのphenotype modelにより診断されるフレイルを主として扱う。すなわち，Cardiovascular Health Study基準（CHS基準）による評価であり，体重減少，活動性低下，筋力低下，歩行速度低下，倦怠感の5項目のうち，3項目以上に該当する場合をフレイル，1項目または2項目に該当する場合をプ

レフレイル，1項目も該当しない場合をrobust（健常）と評価する。

韓国の地域在住男性高齢者492人（74.2 ± 5.6歳）の横断調査によると，国際前立腺症状スコア（0 ～ 35点）が重度なほどフレイル（phenotype model）の有症率が高く，軽度，中等度，重度の順に，フレイルの割合はそれぞれ7.3％，16.3％，43.2％と増加した[1]。

韓国の老年内科クリニックを受診した65歳以上の高齢者404人（男性：28.2％）の横断調査では，尿失禁の既往（the Incontinence Quality of Life（I-QOL）questionnaireで評価）のある者は，男性26人/114人，女性107人/290人で，年齢は尿失禁あり群で73.3 ± 5.8歳，尿失禁なし群で72.6 ± 6.0歳であった。フレイルの診断項目のうち，筋力（握力）低下，歩行速度低下，体重減少の3つに加え，転倒歴を含めた4項目と尿失禁との関係を多変量解析したところ，前記4項目のなかで2項目の重複は，年齢や性別，薬剤で調整しても，尿失禁と有意な関連にあった（オッズ比1.88, 95％ CI 1.05-3.37）。以上より，フレイル関連項目の重複は尿失禁と関連があると結論づけられている。しかし，本研究ではフレイル診断項目のうち「疲労感」が測定されておらず，厳密な意味でのフレイル診断ではないため，尿失禁との関係やフレイルにおける尿失禁の有症率は明確ではない[2]。

最近，65歳以上の地域在住男性高齢者5,979人を対象として，下部尿路症状（LUTS）をseven-item American Urologic Association Symptom Index（AUASI, 0 ～ 7：none/mild, 8 ～ 19：moderate, 20 ～ 35：severe）で評価したコホート調査の横断的解析が報告された[3]。LUTSの重症度別に，none/mild（3,230人），moderate（2,351人），severe（398人）と判定された対象者におけるフレイル（phenotype model）の有症率は，それぞれ7％，11％，18％と，LUTSの重症度が高くなるにしたがいフレイルの有症率は上昇した。多変量解析ではrobust（健常）を対照としたとき，プレフレイル，フレイルのAUASIカテゴリー（moderate, severe）との関係は，プレフレイルとmoderateでオッズ比1.11（95％ CI 0.99-1.25），プレフレイルとsevereでオッズ比1.35（95％ CI 1.06-1.73），フレイルとmoderateでオッズ比1.41（95％ CI 1.14-1.74），フレイルとsevereでオッズ比2.51（95％ CI 1.76-3.55）と，LUTS重症度とフレイルとの有意な関連が報告された[3]。また，重度（severe）なLUTSの存在は，疲労感ならびに活動量低下と有意な関係を認めた（オッズ比4.37, 95％ CI 3.25-5.86, オッズ比1.41, 95％ CI 1.10-1.80 vs none/mild）が，体重減少，筋力低下，歩行速度低下とは有意な関係を認めなかった。AUASIのサブスコアでは，蓄尿症状は筋力低下，疲労感，歩行速度低下，活動量低下と関連を認め，重度な排尿症状とは疲労感，活動量低下とのみ有意な関連を認めた。以上より蓄尿症状はフレイル診断項目の体重減少以外の4項目との関連を認め，筋力や身体機能と強い関連があることが想定される。一方，排尿症状は活動性との関連が想定された[3]。

フレイルと過活動膀胱を評価した報告は少ない。泌尿器科外来に通院する65歳以上の患者のデータベースから悪性腫瘍の患者を除いた1,363人のうち201人が過活動膀胱の診断を受けていた。Timed Up and Go Test（TUGT）で身体機能を3群（fast/intermediate/slow, slowをフレイル）に分けてフレイルを診断したところ，多変量解析で過活動膀胱と関連があったものは，性別（女性）とフレイル（オッズ比3.0, 95％ CI 2.0-4.8, vs TUGT: fast）であった。この研究ではTUGTのみでフレイルを判定しており，CHS基準によるフレ

イルの判定とはいえないが，該当論文がなく記載した[4]。その他にはClinical frailty scale
やDeficit accumulation modelで評価されたフレイルや，明確なフレイルの定義が記載され
ていない論文が多数存在したが，今回は採択しなかった。

　フレイルをターゲットにした研究ではないが，日本人の認知症を除いた75歳以上の高齢
者314人（男性：46.5%，平均年齢：80.1 ± 3.4歳）の横断調査では，過活動膀胱（OABSS：
昼間頻尿，夜間頻尿，尿意切迫感，切迫性尿失禁の4項目の質問票）の有意な関連因子とし
て，過体重（BMI ≧ 25kg/m²，オッズ比2.15，95% CI 1.13-4.11 vs BMI 18.5 to ＜ 25）
と歩行速度（− 0.1m/秒ごと，または− 1SDごとにオッズ比1.17，95% CI 1.04-1.32，
オッズ比1.47，95% CI 1.11-1.95）が抽出されたが，BMIで補正された筋肉量や握力は関
連を認めなかった。この結果から，過活動膀胱は身体組成や握力よりも歩行速度の低下（身
体機能の低下）が関連する可能性がある[5]。

　このように，横断調査からLUTSの蓄尿症状に関してはフレイル診断項目の筋力，歩行
速度などとの関連の報告が多い。しかし，これらの調査は横断的な調査であり，その因果
関係が不明であるため，今後，縦断的な調査が求められる。

　以上より，横断研究からは，フレイル（phenotype model）の存在と男性におけるLUTS
や過活動膀胱との関連が疑われるが，研究は限られ，さらにその因果関係は不明であるた
め，今後のさらなる研究の蓄積が必要である。一方，フレイルと尿失禁などの蓄尿症状と
の関連は明らかと思われる。ただし，前向き研究が少なく，因果関係を明確に示すために
はさらなるエビデンスの蓄積が望まれる。

認知機能低下

　横断研究では，介護施設入所高齢者の尿失禁との関連因子を検討するためのシステマ
ティックレビュー（検索期間：1997年1月〜 2008年4月）から抽出された12論文のなか
で，認知機能が評価されている10論文のすべてで認知機能低下の存在は尿失禁と有意な関
連があることが報告されている[6]。

　ドイツの訪問看護サービスを受けている高齢者923人（女性：65.5%，80.4 ± 11.2歳）
の横断調査では，尿失禁（the ICIQ-Urinary Incontinence Formで評価）の有症率は65.5%
であるが，認知症者では84%に尿失禁が存在し，認知症のない対象者に比較して有意に高
かった（オッズ比2.59，95% CI 1.46-4.57）[7]。

　英国の75歳以上の地域在住の高齢者15,051人（男性：38.5%）の認知機能の低下（＜ 24
Mini-Mental State Examination：MMSE）と横断的な関連因子を調査したところ，年齢と
性別で調整後も尿失禁の存在は認知機能の低下と有意な関連にあり（オッズ比1.7，95% CI
1.4-2.1，vs 尿失禁なし），交絡因子で調整後も有意な関係を認めた（オッズ比1.3，95%
CI 1.0-1.1）[8]。

　韓国のアルツハイマー型認知症者464人（男性：26.9%，78.43 ± 6.84歳）の横断調査
では，尿失禁（115人，連続3日間の介護者による排尿日誌より診断）と各種指標との関連
因子を検討しているが，尿失禁の存在はcrude modelでは，年齢，MMSE（尿失禁あり群：
7.35 ± 4.37，尿失禁なし群：15.34 ± 5.66），Clinical Dementia Rating（CDR）score

（range：0〜3），CDR Sum of Boxes（CDR-SB，臨床的認知症重症度判定尺度：0〜18），Global Deterioration Scale（GDS），IADL，barthel ADL，neuropsychiatric inventoryと有意な関連を認め，性別，アセチルコリンエステラーゼ阻害薬の服用とは関連を認めなかった[9]。これら関連因子を使用した多変量解析では，有意な因子としてCDR-SB（オッズ比1.56，95％CI 1.21-2.01）とADL（オッズ比 1.34，95％CI 1.22-1.47，点数が高いほうがADL障害強）のみが残った[9]。

　一方，別の韓国のアルツハイマー型認知症と診断された376人（男性：48.9％，56〜92歳）を対象とした検討では，OABSS（range：0〜15点）を使用して過活動膀胱と診断されたのは72.6％（273人，男性：42.1％，女性：57.9％）であった[10]。OABSSは，CDR scores（range：0〜3）と有意な相関を認めた（r=0.446，p＜0.001）が，MMSE（r=−0.027，p=0.65），GDS（r=0.006，p=0.93），ADL（r=0.048，p=0.43）とは有意な相関を認めなかった。CDR scoreは，OABSSのサブ項目である切迫性尿失禁スコアと有意な相関を認め（r=0.43，p＜0.001），頻尿および夜間頻尿スコアとも有意な弱い相関を認めた（r=0.22，0.23，p＜0.001）が，尿意切迫症状スコアとは有意な相関を認めなかった。ただし，OABSSのすべてのサブ項目（切迫性尿失禁スコア，頻尿スコア，夜間頻尿スコア，尿意切迫症状スコア）はMMSE，GDS，ADLといずれも有意な相関を認めなかった[10]。

　イタリアの65歳以上の地域在住高齢者5,372人（78.6 ± 9.5歳）を対象とした横断調査によると，2,711人（50.47％）に尿失禁（専門医療職によるインタビューから評価）が存在し，Cognitive Performance Scale（CPS）点数（range：0〜6点）で分類すると，尿失禁の有症率は男女別に，それぞれCPS点数が0〜1点で28.1％，28.6％，CPS点数が2〜4点では56.0％（オッズ比2.04，95％CI 1.61−2.58，vs CPS：0〜1点），58.7％（オッズ比2.01，95％CI 1.64−2.45，vs CPS：0〜1点），CPS点数が5点以上では81.5％（オッズ比2.01，95％CI 1.64−2.45，vs CPS：0〜1点），86.1％（オッズ比6.11，95％CI 4.67−7.99，vs CPS：0〜1点）と認知機能の低下が強いほど男女とも尿失禁の有症率が高かった[11]。

　上記二つの韓国のアルツハイマー型認知症を対象とした蓄尿症状（尿失禁ならびに過活動膀胱）のリスクに関する調査[9,10]では，蓄尿症状はMMSEやGDSで評価される認知機能，認知機能関連症状との関連よりも，CDRで評価される認知機能に基づく趣味や社会活動，家事などの日常生活の状態と関連が強い可能性がある。一方，イタリアからの報告[11]では，CPSで評価された認知機能と尿失禁との関連を認めている。CPSが0〜6点の主観的な評価法であることに加え，5つの評価項目には意識状態，食事に関連するADL項目などが含まれており，認知機能だけをターゲットしている評価ではないこともあり，その結果の解釈には注意を要する。さらに，これらはいずれも横断研究であり，その因果関係を明確にするには，今後縦断研究が望まれる。

　日本からは，65〜85歳でアルツハイマー型認知症またはamnestic MCIと診断された461人（女性：69.0％，平均年齢77.2 ± 5.1歳）を対象に，排尿困難，頻尿，尿失禁に関する関連因子を検討した研究が報告されている[12]。多変量解析の結果，排尿困難は男性（オッズ比6.80，95％CI 3.10-14.88），抗不安薬・眠剤の服薬（オッズ比4.28，95％CI 1.97-9.30），前立腺肥大症治療薬の服用（オッズ比3.50，95％CI 1.13-10.84），頻尿は脳室サ

イズ(オッズ比 1.15, 95％ CI 1.01-1.32), 降圧薬服用(オッズ比 1.64, 95％ CI 1.09-2.47), 過活動膀胱薬服用(オッズ比 3.35, 95％ CI 1.71-6.57)と有意な関連性を示し, 尿失禁は前頭葉の深部白質病変(オッズ比 1.47, 95％ CI 1.06-2.06), 脳室サイズ(オッズ比 1.39, 95％ CI 1.14-1.68), MMSE(オッズ比 0.90, 95％ CI 0.85-0.95), 過活動膀胱治療薬服用(オッズ比 3.02, 95％ CI 1.36-6.70)と有意な関連性があると報告されている[12]。

　これまでにさまざまな老年症候群との関連が指摘されている深部白質病変と蓄尿症状との関係を指摘する論文が複数存在している。欧州の横断研究で, 639人(男性：288人, 74.1 ± 5.0歳)を対象として, 質問によるLUTS(頻尿, 夜間頻尿, 尿失禁, 尿意切迫感)と白質病変重症度(白質病変容量に応じた重症度別の3群比較)との関係では, 尿意切迫感の存在のみが白質病変の重症度と関連していた。なお, この研究ではラクナ梗塞の重症度ならびにそれ以外の梗塞巣の有無とLUTSとの関連も検討しているが, ラクナ梗塞の重症度と頻尿との関連性は有意ではないものの傾向が示唆されたが, それ以外のLUTSとの関係は認めず, さらに梗塞の有無はいずれのLUTSとの関連を認めていない[13]。

　日本からの報告で, 軽度から中等度の認知症者49人(男性：21人, 平均年齢76歳)を, アルツハイマー型認知症(9人, 平均MMSE：16.8), アルツハイマー型認知症＋白質病変(15人, 平均MMSE：17.2), 白質病変単独(25人, 平均MMSE：27.5)に分類し, LUTSとの関連を検討した報告がある。この報告によると, 昼間頻尿, 夜間頻尿, 尿失禁のそれぞれの頻度は, アルツハイマー型認知症単独：33％, 44％, 33％, アルツハイマー型認知症＋白質病変：40％, 60％, 27％, 白質病変単独：68％, 84％, 40％で, 白質病変単独がもっとも有症率が高かった。尿流動態検査では, 排尿筋過活動はそれぞれ77.8％, 77.3％, 60.0％であったが, 初発尿意量に有意差はないが, 白質病変単独がもっとも少なかった[14]。これらの複数の報告より, 白質病変, 特に前頭葉の病変とLUTSとの間に何らかの関連が想定されるが, 否定的な報告も存在する[15]。

　以上より, 認知症者では非認知症者に比較して明らかに尿失禁をはじめとするLUTSの有症率は高いと結論づけられる。

•文献•

1）Jang IY, Lee CK, Jung HW, et al. Urologic symptoms and burden of frailty and geriatric conditions in older men: the Aging Study of PyeongChang Rural Area. Clin Interv Aging 2018; 13: 297-304. PMID: 29503533

2）Kang J, Kim C. Association between urinary incontinence and physical frailty in Korea. Australas J Ageing 2018; 37: E104-E109. PMID: 29979484

3）Bauer SR, Scherzer R, Suskind AM, et al. Osteoporotic Fractures in Men (MrOS) Research Group. Co-occurrence of lower urinary tract symptoms and frailty among community-dwelling older men. J Am Geriatr Soc 2020; 68: 2805-2813. PMID: 32822081

4）Suskind AM, Quanstrom K, Zhao S, et al. Overactive bladder is strongly associated with frailty in older individuals. Urology 2017; 106: 26-31. PMID: 28502833

5）Omae K, Yamamoto Y, Kurita N, et al. Gait speed and overactive bladder in the healthy community-dwelling super elderly: the Sukagawa Study. Neurourol Urodyn 2019; 38: 2324-2332. PMID: 31436346

6）Offermans MP, Du Moulin MF, Hamers JP, et al. Prevalence of urinary incontinence and associated risk factors in nursing home residents: a systematic review. Neurourol Urodyn 2009; 28: 288-294. PMID: 19191259

7）Suhr R, Lahmann NA. Urinary incontinence in home care: a representative multicenter study on prevalence, severity, impact on quality of life, and risk factors. Aging Clin Exp Res 2018; 30: 589-594. PMID: 28836236

8）Rait G, Fletcher A, Smeeth L, et al. Prevalence of cognitive impairment: results from the MRC trial of assessment and management of older people in the community. Age Ageing 2005; 34: 242-248. PMID: 15863409

9）Na HR, Park MH, Cho ST, et al. Urinary incontinence in Alzheimer's disease is associated with Clinical Dementia Rating-Sum of Boxes and Barthel Activities of Daily Living. Asia Pac Psychiatry 2015; 7: 113 - 120. PMID: 23857871

10）Jung HB, Choi DK, Lee SH, et al. Correlation between overactive bladder symptom score and neuropsychological parameters in Alzheimer's disease patients with lower urinary tract symptom. Int Braz J Urol 2017; 43: 256-263. PMID: 27802001

11）Landi F, Cesari M, Russo A, et al. Silvernet-HC Study Group. Potentially reversible risk factors and urinary incontinence in frail older people living in community. Age Ageing 2003; 32: 194-199. PMID: 12615564

12）Ogama N, Yoshida M, Nakai T, et al. Frontal white matter hyperintensity predicts lower urinary tract dysfunction in older adults with amnestic mild cognitive impairment and Alzheimer's disease. Geriatr Gerontol Int 2016; 16: 167-174. PMID: 25613527

13）Poggesi A, Pracucci G, Chabriat H, et al. LADIS Study Group. Urinary complaints in nondisabled elderly people with age-related white matter changes: the Leukoaraiosis And DISability (LADIS) Study. J Am Geriatr Soc 2008; 56: 1638-1643. PMID: 18691285

14）Takahashi O, Sakakibara R, Panicker J, et al. White matter lesions or Alzheimer's disease: which contributes more to overactive bladder and incontinence in elderly adults with dementia? J Am Geriatr Soc 2012; 60: 2370-2371. PMID: 23231559

15）Wehrberger C, Jungwirth S, Fischer P, et al. The relationship between cerebral white matter hyperintensities and lower urinary tract function in a population based, geriatric cohort. Neurourol Urodyn 2014; 33: 431-436. PMID: 23775725

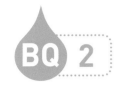

フレイル高齢者，認知機能低下高齢者における下部尿路機能障害のリスク因子は何か？

要約

- フレイルは尿失禁発症のリスクである。　エビデンスレベル E-1b
- 認知症は尿失禁発症のリスクである。　エビデンスレベル E-1b
- アルツハイマー型認知症における前頭葉機能の低下は尿失禁発症のリスク因子である可能性がある。　エビデンスレベル E-1b

文献検索と採用の流れ

　本BQでは，フレイル高齢者，認知機能低下高齢者と下部尿路症状のリスク因子について，frailty, frail elderly, geriatric assessment, dementia, cognitive dysfunction, lower urinary symptom, risk factor をキーワードとして，Medline と医学中央雑誌により論文検索を行った。Medline 371 編，医学中央雑誌 205 編から，題名と抄録の内容を踏まえ 73 編を抽出し，本文の吟味とハンドサーチによる 5 編を追加し，最終的に 9 編の論文を採用した。

|解 説|

フレイル

　シンガポールの高齢入院患者 210 人（女性：69.5％，89.4 ± 4.6 歳）を対象とした横断ならびに前向き観察研究（1 年間）では，フレイルの診断を FRAIL scale¦F：Fatigue（倦怠感），R：Resistance（筋力），A：Aerobic（有酸素運動），I：Illness（疾患），L：Loss of weight（体重減少）の 5 項目について評価し，3 項目以上該当する場合はフレイルと診断¦を用いて評価したところ，横断調査で尿失禁のある入院高齢者（全体の 47.6％）はフレイルと診断された対象者に有意に多かった（64.8％ vs 30.5％，p ＜ 0.001）。退院時と退院後のフォローアップでも，尿失禁の出現はフレイル対象者に多く，交絡因子で調整後もフレイルの存在は尿失禁の有意なリスクであった（退院時：24.3％ vs 9.6％，p=0.038，6 ヵ月後：43.2％ vs 21.7％，p=0.020，12 ヵ月後：56.8％ vs 33.3％，p=0.020；退院時：オッズ比 2.98, 95％ CI 1.00-8.91，6 ヵ月後：オッズ比 2.86, 95％ CI 1.13-7.24，12 ヵ月後：オッズ比 2.67, 95％ CI 1.13-6.27）[1]。問題はフレイル評価が CHS 基準ではないため，phenotype model のフレイルが尿失禁の新たな出現のリスクであるかは不明である点であるが，FRAIL scale は CHS 基準に準拠しているため，フレイルの尿失禁に対するリスクを示す根拠としては妥当であると思われる。

認知機能低下

　前向きコホート研究では，the Australian Longitudinal Study of Women's Health に登録された70〜75歳の高齢女性12,432人の9年間（3年間隔で4回のサーベイ）に及ぶコホート調査があり，アルツハイマー型認知症を含む認知症の存在は尿失禁の新たな出現｛登録時にいままで尿漏れが「ない」，または「まれに」と回答した対象者（9,397人）が，それ以降のサーベイで尿漏れが「時折」または「頻繁に」と回答した対象者（14.6%）｝のリスクであったと報告されている（オッズ比2.34，95% CI 1.64-3.34）[2]。

　英国の大規模な一般診療を基盤にした60〜89歳の認知症者54,816人ならびに非認知症者205,795人を対象とした2001年から2010年までのデータベースの解析がある。これによると，認知症者では尿失禁の新たな出現は，男女それぞれ1000人年あたり42.3人（95% CI 40.9-43.8），33.5人（95% CI 32.6-34.5）で，非認知症者では19.8人（95% CI 19.4-20.3），18.6人（95% CI 18.2-18.9）人であった。非認知症者と比較したとき，交絡因子調整後の認知症の尿失禁発症のオッズ比は男女それぞれ，3.2（95% CI 2.7-3.7），2.7（95% CI 2.3-3.2）であり，認知症は尿失禁の新たな発症リスクとなっていた[3]。

　台湾のアルツハイマー型認知症者933人と，年齢，性別，併存症をマッチさせた対照者2,799人の前向き研究（平均4.26 ± 2.54年の追跡）で，アルツハイマー型認知症群では有意に切迫性尿失禁の新たな出現が多かった（ハザード比1.54，95% CI 1.13-2.09）[4]。

　The Study of Osteoporotic Fractures に登録した米国の65歳以上の女性高齢者6,361人のコホート調査｛2年ごとの調査で，visit 1（baseline）〜 visit 4（baseline から8年後），visit 4の時点：76.7 ± 4.7歳｝では，visit 1またはvisit 2とvisit 4の間で認知機能低下｛modified-MMSE（mMMSE），Trail making test-B（TMT-B），Digit Symbol Substitution Test（DSST）がそれぞれ1SDより低下｝と，visit 4の時点での過去1年間の尿失禁（「過去12ヵ月に尿漏れや排尿が管理できない経験をしましたか」ならびに尿漏れの頻度，活動に制限を及ぼすか否かの問い）が調査された[5]。31%が少なくとも週1回以上の尿失禁を経験していたが，いずれの期間の認知機能低下も尿失禁との関連性はみられなかった。一方，visit 1とvisit 4で評価した身体機能（歩行速度ならびに5回椅子起立試験）の低下は，尿失禁の存在と有意な関係がみられた。ADLに制限を及ぼすような尿失禁は5%に認められ，このような尿失禁の存在はmMMSEならびにDSSTの低下と有意な関係を認めたが，TMT-Bとは有意な関係を認めなかった（mMMSE：オッズ比1.55，95% CI 1.10-2.17，TMT-B：オッズ比1.23，95% CI 0.84-1.80，DSST：オッズ比1.53，95% CI 1.01-2.31）。また，日常生活が妨げられるような尿失禁は，歩行速度や5回椅子起立試験の機能低下と有意な関係になかった。これより，比較的軽度な尿失禁の存在は認知機能低下よりもむしろ身体機能低下との関連が認められ，一方で日常生活に支障があるような重度な尿失禁の存在は身体機能低下よりも認知機能低下との関連が疑われた。この調査では尿失禁に関する調査がvisit 4しか実施されていないために，visit 4で評価された尿失禁がいつから存在したのかがわからず，また新たな尿失禁の出現との関連は不明である[5]。

　日本からの報告で，もの忘れ外来を受診し，アルツハイマー型認知症の臨床的確診また

は疑診を伴う60歳以上の患者で，尿失禁がない251人を対象に前向きに検討したところ，1年後に尿失禁の新たな発症が12.1％に認められ，尿失禁と前頭葉機能（the Frontal Assessment Battery，range：0〜18，低得点で機能低下）の低下の間に有意な関連（オッズ比0.79，95％CI 0.66-0.94）が示唆されている。今後さらなる研究の蓄積が必要である[6]。

　抗認知症薬，特にアセチルコリンエステラーゼ阻害薬の使用が尿失禁のリスクであるとの報告が存在する[7]が，否定的な報告もあり[8,9]，結論づけられていない。いずれにしろ今後，大規模な前向き観察研究によるリスク因子の抽出が求められる。

・文献・

1）Chong E, Chan M, Lim WS, et al. Frailty predicts incident urinary incontinence among hospitalized older adults-a 1-year prospective cohort study. J Am Med Dir Assoc 2018; 19: 422-427. PMID: 29439853

2）Byles J, Millar CJ, Sibbritt DW, et al. Living with urinary incontinence: a longitudinal study of older women. Age Ageing 2009; 38: 333-338. PMID: 19258398

3）Grant RL, Drennan VM, Rait G, et al. First diagnosis and management of incontinence in older people with and without dementia in primary care: a cohort study using The Health Improvement Network primary care database. PLoS Med 2013; 10: e1001505. PMID: 24015113

4）Lee HY, Li CC, Juan YS, et al. Urinary incontinence in Alzheimer's disease: a population-based cohort study in taiwan. Am J Alzheimers Dis Other Demen 2017; 32: 51-55. PMID: 28100075

5）Huang AJ, Brown JS, Thom DH, et al. Study of Osteoporotic Fractures Research Group. Urinary incontinence in older community-dwelling women: the role of cognitive and physical function decline. Obstet Gynecol 2007; 109: 909-916. PMID: 17400853

6）Sugimoto T, Yoshida M, Ono R, et al. Frontal lobe function correlates with one-year incidence of urinary incontinence in elderly with Alzheimer disease. J Alzheimers Dis 2017; 56: 567-574. PMID: 28035933

7）Hashimoto M, Imamura T, Tanimukai S, et al. Urinary incontinence: an unrecognised adverse effect with donepezil. Lancet 2000; 356: 568. PMID: 10950240

8）Na HR, Park MH, Cho ST, et al. Urinary incontinence in Alzheimer's disease is associated with Clinical Dementia Rating-Sum of Boxes and Barthel Activities of Daily Living. Asia Pac Psychiatry 2015; 7: 113-120. PMID: 23857871

9）Sakakibara R, Uchiyama T, Yoshiyama M, et al. Preliminary communication: urodynamic assessment of donepezil hydrochloride in patients with Alzheimer's disease. Neurourol Urodyn 2005; 24: 273-275. PMID: 15605367

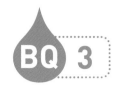

BQ 3 フレイル高齢者，認知機能低下高齢者に合併しやすい下部尿路症状の種類は何か？

要約

● フレイルは，尿意切迫症状や頻尿などの蓄尿症状だけでなく，残尿や尿勢低下などの排尿症状も合併する。 エビデンスレベル E-2

● 認知症に伴う下部尿路症状は，切迫性尿失禁，頻尿などの過活動膀胱症状が主に合併する症状である。 エビデンスレベル E-2

● 認知症では，アルツハイマー型認知症に比べ，レビー小体型認知症で下部尿路症状，特に蓄尿症状が発症早期から出現し，さらに発症率も高い。 エビデンスレベル E-1b

● 特発性正常圧水頭症では90％以上に尿失禁が合併している。 エビデンスレベル E-2

文献検索と採用の流れ

　本BQでは，フレイル高齢者，認知機能低下高齢者に合併しやすい下部尿路症状について，frailty，frail elderly，geriatric assessment，dementia，cognitive dysfunction，lower urinary symptomをキーワードとして，Medlineと医学中央雑誌により論文検索を行った。Medline 320編，医学中央雑誌66編から，題名と抄録の内容を踏まえ77編を抽出し，本文の吟味とハンドサーチによる6編を追加し，最終的に9編の論文を採用した。

|解説|

フレイル

　フレイルと下部尿路機能障害，または下部尿路症状 (LUTS) に関する論文は少ない。最近のBauerらによる男性だけを対象とした地域高齢者のフレイルとLUTSとの調査では，明らかにフレイルとLUTSの重症度が関係していたが，残念ながらフレイルと診断された対象者でLUTSの重症度別人数 (割合) は報告されていない[1]。しかしこの論文では，AUASIのサブスコアである蓄尿症状 (尿意切迫，頻尿，夜間頻尿) ならびに排尿症状 (尿線途絶，尿勢低下，尿線分割，残尿感) において，健常との比較でフレイルとそれぞれのサブスコアの重症度と有意な関係を認めた (蓄尿症状：オッズ比 2.02，95%CI 1.59-2.57，排尿症状：オッズ比 1.53，95%CI 1.22-1.93)。

　以上より，フレイルは尿意切迫症状や頻尿などの蓄尿症状だけでなく，残尿や尿勢低下などの排尿症状とも関連があることがわかる[1]。

認知機能低下

　認知症者におけるLUTSの有症率に関しては，Averbeckらの総説で16の論文を基に認知症での尿失禁の有症率は11～93％としており，報告によりかなり相違がある[2]。地域在住の認知症または認知機能低下者における尿失禁の有症率に関するメタ解析によると夜間のみの尿失禁の有症率は21～34％，週に一度以上の尿失禁ありの有症率は8.8～11％で，MMSE＜24では≧24に比較して有意に尿失禁が多い結果が報告されている（オッズ比2.03，95％CI 1.73-2.36）。一方，訪問介護を受けている認知症，認知機能低下者の尿失禁の全般（頻度は無関係）の有症率は10～38％であった[3]。

　認知症の病型によってもLUTSに相違がある可能性がある。韓国のアルツハイマー型認知症者464人の調査では，尿失禁（連続3日間の介護者による排尿日誌より診断）の有症率は24.8％（男性で29.6％，女性で23.0％）で，尿失禁のなかで切迫性尿失禁（44.3％）がもっとも多く，次いで機能性尿失禁（25.3％）であった[4]。

　同じく韓国からの報告では，アルツハイマー型認知症と診断された376人を対象としたとき，過活動膀胱症状スコア（OABSS, range：0～15点）で評価した過活動膀胱（OABSSのサブスコアである尿意切迫感スコアが2点以上かつOABSS合計スコアが3点以上）の割合は72.6％（MMSE点数：過活動膀胱あり14.44±7.62，過活動膀胱なし14.92±7.78）に及び，OABSSの重症度分類では軽度（≦5点）が21.2％，中等度（6～11点）が72.6％，重度（≧12点）が5.8％であった[5]。

　認知症発症時から73人（アルツハイマー型認知症：29人，レビー小体型認知症：11人，アルツハイマー型認知症とレビー小体型認知症の混合型：13人，アルツハイマー型認知症と血管性認知症の混合型：20人）を5.6±2.5年，前向きにフォローし，尿失禁の出現との関係を検討した調査がある。そのなかでは，レビー小体型認知症の尿失禁出現がもっとも早く（認知症発症から平均3.2±1.4年），アルツハイマー型認知症（平均6.5±2.3年）と比較しても有意に早かった（p＜0.01）。また，尿失禁の出現した時点の認知機能評価は，レビー小体型認知症，アルツハイマー型認知症とレビー小体型認知症の混合型，アルツハイマー型認知症と血管性認知症の混合型，アルツハイマー型認知症の順番で高得点（認知機能がよい）であった[6]。

　32人のレビー小体型認知症（平均年齢：75.9歳，平均MMSE：21）のLUTSに関する横断調査では，91％に何らかのLUTSが存在し，夜間頻尿（＞2回／夜間，84％），尿失禁（＞1回／週，50％），日中頻尿（＞8回，31％），尿意切迫症状（4％），排尿困難（20％），尿閉（0％）を認めた。尿失禁がある患者のすべてに過活動膀胱が存在し，尿流動態検査による評価で排尿筋過活動を87.1％に認めたが，残尿は軽微であった。この論文では種々の認知症のLUTSの有症率をレビューしているが，アルツハイマー型認知症のLUTSの有症率は44％，尿失禁（蓄尿症状）の有症率は33％，排尿筋過活動の有症率は40～78％と，やはり本研究のターゲットであるレビー小体型認知症の有症率よりそれぞれ低い[7]。

　レビー小体型認知症（15人，MMSE：20.2±5.2），パーキンソン病（15人，MMSEは未測定），アルツハイマー型認知症（16人，MMSE：21.5±4.7）を対象とし，平均排尿

量，残尿量，尿流量，膀胱容量，最大流量での排尿筋圧などを検討したところ，すべての群でこれらのマーカーは健常の高齢者と大きな相違がなかった。一方，尿意切迫感および切迫性尿失禁は，レビー小体型認知症者の93％，53％，パーキンソン病患者の53％，27％，アルツハイマー型認知症者の19％，12％で観察され，排尿筋過活動は，レビー小体型認知症の92％，パーキンソン病の46％，アルツハイマー型認知症の40％に認めた[8]。

　以上の報告より，アルツハイマー型認知症に比較してレビー小体型認知症での蓄尿関連症状の発症は早期に起こり，またその有症率は高いという結果は一定している。

　特発性正常圧水頭症では尿失禁が診断の3徴候に含まれていることもあり，LUTSの有症率は高いことが想定される。特発性正常圧水頭症の治療前の55人（男性69％，平均77 ± 0.7歳）を対象とした報告では，91％に何らかの尿失禁症状（International Consultation on Incontinence Questionnaire：ICIQを用いて評価）があり，その多くは軽度か中等度レベルであった。また74.5％に過活動膀胱症状である切迫性尿失禁が存在した。いままでの多くの報告からも，排尿筋の過活動を特発性正常圧水頭症の63～100％（論文の考察より）に認める，という報告と一致している[9]。

　認知症におけるLUTSの管理に関するシステマティックレビューにおいて，認知症でのLUTSの有症率がレビューされている[2]。それによると，血管性認知症では50％にLUTSを認め，それらのLUTSは認知症発症の5年以上前から存在するとの報告がある。また血管性認知症では，尿流動態検査で70％に排尿筋過活動を，10％に膀胱コンプライアンス低下を認めた。多発脳梗塞者では，排尿後の残尿量が多いことが報告されている。46人の施設入所認知症者の調査では，排尿筋過活動をアルツハイマー型認知症の58％，血管性認知症の91％，混合型認知症の50％に認めたとの報告がある。20人のアルツハイマー型認知症では40％に排尿筋過活動を認めるが，排尿筋過活動を認める全員に尿失禁を認め（全尿失禁症例13人のうち8人），7人の尿失禁のない患者では排尿筋過活動を認めなかった。

　血管性認知症では脳血管障害の部位によりLUTS発症頻度が変わる可能性があるが，アルツハイマー型認知症と異なり，残尿を有する場合があることは注意すべきである。

•文献•

1）Bauer SR, Scherzer R, Suskind AM, et al. Osteoporotic Fractures in Men (MrOS) Research Group. Co-occurrence of lower urinary tract symptoms and frailty among community-dwelling older men. J Am Geriatr Soc 2020; 68: 2805-2813. PMID: 32822081

2）Averbeck MA, Altaweel W, Manu-Marin A, et al. Management of LUTS in patients with dementia and associated disorders. Neurourol Urodyn 2017; 36: 245-252. PMID: 26588796

3）Drennan VM, Rait G, Cole L, et al. The prevalence of incontinence in people with cognitive impairment or dementia living at home: a systematic review. Neurourol Urodyn 2013; 32: 314-324. PMID: 23129242

4）Na HR, Park MH, Cho ST, et al. Urinary incontinence in Alzheimer's disease is associated with Clinical Dementia Rating-Sum of Boxes and Barthel Activities of Daily Living. Asia Pac Psychiatry 2015; 7: 113-120. PMID: 23857871

5）Jung HB, Choi DK, Lee SH, et al. Correlation between overactive bladder symptom score and neuropsychological parameters in Alzheimer's disease patients with lower urinary tract symptom. Int Braz J Urol 2017; 43: 256-263. PMID: 27802001

6）Del-Ser T, Munoz DG, Hachinski V. Temporal pattern of cognitive decline and incontinence is different in

Alzheimer's disease and diffuse Lewy body disease. Neurology 1996; 46: 682-686. PMID: 8618667

7) Tateno F, Sakakibara R, Ogata T, et al. Lower urinary tract function in dementia with Lewy bodies (DLB). Mov Disord 2015; 30: 411-415. PMID: 25356960

8) Ransmayr GN, Holliger S, Schletterer K, et al. Lower urinary tract symptoms in dementia with Lewy bodies, Parkinson disease, and Alzheimer disease. Neurology 2008; 70: 299-303. PMID: 18209204

9) Krzastek SC, Bruch WM, Robinson SP, et al. Characterization of lower urinary tract symptoms in patients with idiopathic normal pressure hydrocephalus. Neurourol Urodyn 2017; 36: 1167-1173. PMID: 27490149

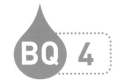

BQ 4 フレイル高齢者，認知機能低下高齢者に推奨される下部尿路機能障害の検査は何か？

要約

- 健常な高齢者においては，若年者と同様の下部尿路機能障害に対する検査が行われるが，フレイル高齢者や認知機能低下高齢者に対しては異なるアプローチが必要である。
- フレイル高齢者，認知機能低下高齢者では，併存疾患や現在投与中の薬剤に留意し，一般的に行われる下部尿路機能障害に対する検査に加えて，身体的・精神的機能低下や認知機能障害の潜在的な関与を考慮し，フレイル評価や認知機能評価，高齢者総合的機能評価（CGA）などの実施が推奨される。 Consensual recommendation

文献検索と採用の流れ

本BQでは，フレイル，認知機能と下部尿路機能障害の検査との関連性について，frailty, frail elderly, geriatric assessment, dementia, cognitive dysfunction, lower urinary symptom, urinary disorder, diagnosis などをキーワードとして，Medlineと医学中央雑誌により論文検索を行った。Medline 207編，医学中央雑誌 232編が抽出された。また，各種診療ガイドラインに記載されている文献も参考にし，抄録の内容を踏まえ全体として 45編の論文を採用した。

| 解説 |

健常な高齢者には，若年者と同様の検査の選択肢が提供されるべきであるが，フレイル高齢者や認知機能低下高齢者には，異なるアプローチが必要である。そこで，まず一般高齢者の下部尿路機能障害の評価に必要な検査について記載し，フレイル高齢者，認知機能低下高齢者に対して注意すべき内容については後述する。

一般高齢者の下部尿路機能障害に対する検査

一般医が行う基本評価には，必ず行うべき評価として，症状と病歴の聴取，身体所見，尿検査がある。また，症例を選択して行う評価としては，質問票による症状・QOL評価，排尿日誌，残尿測定，尿培養，尿細胞診，血清クレアチニン測定，腹部超音波検査，男性では血清前立腺特異抗原（PSA）測定などがある。

1）病歴の聴取

a. 現病歴

どのような症状がいつから始まり，どのように経過してきたかを聞く。さらに，症状に

よりどれくらい困っているかを確認する。また，症状に影響しそうな生活歴，生活様式を聴取する。

b. 既往歴・合併症

脳血管障害，神経疾患，糖尿病，子宮・骨盤内手術の既往，脊椎疾患などは神経因性膀胱，過活動膀胱（OAB），低活動膀胱（UAB）の原因となる可能性がある[1,2]。膀胱瘤などの骨盤臓器脱は排尿症状，蓄尿症状の両方の原因となる可能性がある[3~5]。また，下部尿路症状（LUTS）を起こす可能性のある薬剤の服用がないかを確かめることも重要である（表1）[6]。問診にて，問題ある病歴を認めた場合，すなわち尿閉，再発性尿路感染症，肉眼的血尿，骨盤部手術や放射線治療の既往，脳血管障害，神経疾患，骨盤臓器脱，膀胱（尿道）腟瘻，尿道憩室が示唆される場合，腎機能障害を有する症例は専門的診療（泌尿器科専門医への紹介）が推奨される。

2）症状・QOL評価

蓄尿症状である尿意切迫感，昼間頻尿，夜間頻尿は男性・女性ともほぼ同頻度に認め，尿失禁は男性と比較すると女性に多い[7]。また，尿勢低下，排尿後尿滴下などの排尿症状，排尿後症状は比較的男性に多いが，女性にも少なくはない[7]。

尿失禁のうち咳，くしゃみ，腹圧が加わる動作時に生じる場合は腹圧性尿失禁が考えられる。一方，我慢できない強い尿意（尿意切迫感）とともに生じる場合は切迫性尿失禁が考えられ，この両者の鑑別は重要である[8]。Dry timeのない持続する尿失禁を認める場合は，膀胱（尿道）腟瘻が疑われるので専門的診療（泌尿器科専門医への紹介）が推奨される。なお，尿道憩室に伴う排尿終末（あるいは排尿後）尿滴下を尿失禁と誤ることがあるので注意する。

尿が膀胱にたまったときに強くなる膀胱痛・会陰痛や，男性で排尿時や射精時に痛みや不快感，尿道や会陰部の痛みや違和感，膀胱部から精巣にかけての不快感がある場合には，それぞれ間質性膀胱炎・膀胱痛症候群，慢性前立腺炎／慢性骨盤痛症候群の精査と治療が必要と考えられ，泌尿器科専門医へ紹介する[9,10]。

また，排尿症状が重度の場合は，重症な排尿筋低活動（低活動膀胱）や下部尿路閉塞が考えられ，多量の残尿や上部尿路の拡張を伴っている可能性がある。これらの病態は，泌尿器科専門医への紹介が必要である[11,12]。一方，夜間頻尿が主たる症状で，昼間頻尿や他のLUTSを認めない場合は，夜間多尿や睡眠障害が原因として考えられるので，「夜間頻尿診療ガイドライン第2版」[13]を参照願いたい。

症状やQOLの評価には，妥当性の検証された質問票を用いることが推奨される。主要下部尿路症状スコア（Core Lower Urinary Tract Symptom Score：CLSS）にQOL評価などを加えた質問票は，LUTSをもれなく把握しQOLを評価するのにも有用である[6,14~16]。国際前立腺症状スコア（International Prostate Symptom Score：IPSS）は，男性LUTSの評価のみならず，女性に対しても尿失禁を除いたLUTSの評価における妥当性が検証されている[6,17,18]。

また，疾患（尿失禁）特異的症状・QOL質問票のうち，その日本語版の妥当性が検証されたものとしては，International Consultation on Incontinence Questionnaire-Short Form

表1　下部尿路症状を起こす可能性のある薬剤

排尿症状を起こす可能性のある薬剤		蓄尿症状を起こす可能性のある薬剤
●オピオイド	●抗不安薬	●抗不安薬
●筋弛緩薬	●三環系抗うつ薬	●中枢性筋弛緩薬
●ビンカアルカロイド系薬剤	●抗パーキンソン病薬	●抗癌剤
●頻尿・尿失禁, 過活動膀胱治療薬	●抗めまい・メニエール病薬	●アルツハイマー型認知症治療薬
●鎮痙薬	●中枢性筋弛緩薬	●抗アレルギー薬
●消化性潰瘍治療薬	●気管支拡張薬	●交感神経α受容体遮断薬
●抗不整脈薬	●総合感冒薬	●狭心症治療薬
●抗アレルギー薬	●低血圧治療薬	●コリン作動薬
●抗精神病薬	●抗肥満薬	

日本排尿機能学会/女性下部尿路症状診療ガイドライン作成委員会 (編). 女性下部尿路症状診療ガイドライン. リッチヒルメディカル；2013.

(ICIQ-SF) [19], King's Health Questionnaire (KHQ) [20], Incontinence Impact Questionnaire (IIQ) [21], Incontinence Quality of Life (I-QOL) [22] がある。また, 過活動膀胱には, Overactive Bladder-questionnaire (OAB-q) [23], Overactive Bladder Symptom Score (OABSS) [1,24,25] がある。夜間頻尿には, Nocturia Quality of Life (N-QOL) [26] がある。

これらのうち, 主要な質問票について以下に述べる。

a. 主要下部尿路症状スコア (CLSS) (表2)

CLSSはわが国で開発された主要な症状を聞き落とさないための10項目からなる質問票である。特定の疾患・状態を対象としたものでないため, 初診を含めた診断の確定していない段階での基本評価では, この質問票が有用であろう。

b. International Consultation on Incontinence Questionnaire-Short Form (ICIQ-SF) (表3)

ICIQ-SFは尿失禁に特異的なQOL質問票で, 症状およびQOLに関する4項目の質問からなる。

c. 国際前立腺症状スコア (IPSS) とQOLスコア (IPSS-QOL) (表4)

IPSSは前立腺肥大症に伴うLUTSに対して, 重症度診断, 治療選択, 治療効果の評価に使用される。質問は7項目からなり, 症状の頻度により各々0〜5点のスコアをつけ, 合計点により軽症 (0〜7点), 中等症 (8〜19点), 重症 (20〜35点)に分類する。

QOLスコアは現在の排尿状態に対する患者自身の満足度を示す指標で, 0点 (とても満足)から6点 (とてもいやだ)までの7段階で評価し, 軽症 (0, 1点), 中等症 (2, 3, 4点), 重症 (5, 6点)に区分する。

d. 過活動膀胱症状スコア (OABSS) (表5)

OABSSは過活動膀胱に特異的な症状質問票として, 日本人症例を用いて作成された。昼間頻尿, 夜間頻尿, 尿意切迫感, 切迫性尿失禁の4項目からなる。詳細は「過活動膀胱診療ガイドライン第2版」[1]を参照願いたい。

表2 主要下部尿路症状スコア（Core Lower Urinary Tract Symptom Score：CLSS）

主要症状質問票

●この1週間の状態にあてはまる回答を**1つだけ**選んで，数字に○をつけてください

何回くらい，尿をしましたか					
1	朝起きてから寝るまで	0	1	2	3
		7回以下	8～9回	10～14回	15回以上
2	夜寝ている間	0	1	2	3
		0回	1回	2～3回	4回以上

以下の症状が，どれくらいの頻度でありましたか					
		なし	たまに	時々	いつも
3	我慢できないくらい，尿がしたくなる	0	1	2	3
4	我慢できずに，尿がもれる	0	1	2	3
5	セキ・クシャミ・運動の時に，尿がもれる	0	1	2	3
6	尿の勢いが弱い	0	1	2	3
7	尿をするときに，お腹に力を入れる	0	1	2	3
8	尿をした後に，まだ残っている感じがする	0	1	2	3
9	膀胱（下腹部）に痛みがある	0	1	2	3
10	尿道に痛みがある	0	1	2	3

●1から10の症状のうち，困る症状を**3つ以内**で選んで番号に○をつけてください。

1	2	3	4	5	6	7	8	9	10	0	該当なし

●上で選んだ症状のうち，もっとも困る症状の番号に○をつけてください（**1つだけ**）。

1	2	3	4	5	6	7	8	9	10	0	該当なし

●現在の排尿の状態がこのまま変わらずに続くとしたら，どう思いますか？

0	1	2	3	4	5	6
とても満足	満足	やや満足	どちらでもない	気が重い	いやだ	とてもいやだ

注：この主要症状質問票は，主要下部尿路症状スコア（CLSS）質問票（10症状に関する質問）に，困る症状と全般的な満足度の質問を加えたものである。

日本排尿機能学会／女性下部尿路症状診療ガイドライン作成委員会（編）．女性下部尿路症状診療ガイドライン．リッチヒルメディカル；2013.

表3 International Consultation on Incontinence Questionnaire-Short Form (ICIQ-SF)

1. どれくらいの頻度で尿が漏れますか？（ひとつの□をチェック）	
□ なし	[0]
□ おおよそ1週間に1回あるいはそれ以下	[1]
□ 1週間に2〜3回	[2]
□ おおよそ1日に1回	[3]
□ 1日に数回	[4]
□ 常に	[5]

2. あなたはどれくらいの量の尿漏れがあると思いますか？ （あてものを使う使わないにかかわらず，通常はどれくらいの尿漏れがありますか？）	
□ なし	[0]
□ 少量	[2]
□ 中等量	[4]
□ 多量	[6]

3. 全体として，あなたの毎日の生活は尿漏れのためにどれくらいそこなわれていますか？

      0 1 2 3 4 5 6 7 8 9 10

まったくない   非常に

4. どんな時に尿が漏れますか？（あなたにあてはまるものすべてをチェックして下さい）
□ なし：尿漏れはない
□ トイレにたどりつく前に漏れる
□ 咳やくしゃみをした時に漏れる
□ 眠っている間に漏れる
□ 体を動かしている時や運動している時に漏れる
□ 排尿を終えて服を着た時に漏れる
□ 理由がわからずに漏れる
□ 常に漏れている

2001年第2回International Consultation on Incontinenceにて作成，推奨された尿失禁の症状・QOL質問票。
尿失禁における自覚症状・QOL評価質問票として，質問1〜3までの点数を合計して，0〜21点で評価する。
点数が高いほど重症となる。

後藤百万，Donovan J，Corcos Jほか．尿失禁の症状・QOL質問票：スコア化ICIQ-SF (International Consultation on Incontinence-Questionnaire: Short Form)．日神因性膀胱会誌 2001; 12: 227-231.

表4 国際前立腺症状スコア（IPSS）と QOL スコア質問票

どれくらいの割合で次のような症状がありましたか	全くない	5回に1回の割合より少ない	2回に1回の割合より少ない	2回に1回の割合くらい	2回に1回の割合より多い	ほとんどいつも
この1か月の間に，尿をしたあとにまだ尿が残っている感じがありましたか	0	1	2	3	4	5
この1か月の間に，尿をしてから2時間以内にもう一度しなくてはならないことがありましたか	0	1	2	3	4	5
この1か月の間に，尿をしている間に尿が何度もとぎれることがありましたか	0	1	2	3	4	5
この1か月の間に，尿を我慢するのが難しいことがありましたか	0	1	2	3	4	5
この1か月の間に，尿の勢いが弱いことがありましたか	0	1	2	3	4	5
この1か月の間に，尿をし始めるためにお腹に力を入れることがありましたか	0	1	2	3	4	5

	0回	1回	2回	3回	4回	5回以上
この1か月の間に，夜寝てから朝起きるまでに，ふつう何回尿をするために起きましたか	0	1	2	3	4	5

IPSS＿＿＿＿＿点

	とても満足	満足	ほぼ満足	なんともいえない	やや不満	いやだ	とてもいやだ
現在の尿の状態がこのまま変わらずに続くとしたら，どう思いますか	0	1	2	3	4	5	6

QOL スコア＿＿＿＿＿点

IPSS重症度：軽症（0〜7点），中等症（8〜19点），重症（20〜35点）
QOL重症度：軽症（0, 1点），中等症（2, 3, 4点），重症（5, 6点）

本間之夫，塚本泰司，安田耕作ほか. International Prostate Symptom Score と BPH Impact Index の日本語訳の言語的妥当性に関する研究. 日泌会誌 2002; 93: 669-680. より改変

表5　過活動膀胱症状スコア（OABSS）

● 以下の症状がどれくらいの頻度でありましたか。この1週間のあなたの状態に最も近いものを，ひとつだけ選んで，点数の数字を○で囲んで下さい。

質問	症状	点数	頻度
1	朝起きた時から寝る時までに，何回くらい尿をしましたか	0	7回以下
		1	8〜14回
		2	15回以上
2	夜寝てから朝起きるまでに，何回くらい尿をするために起きましたか	0	0回
		1	1回
		2	2回
		3	3回以上
3	急に尿がしたくなり，我慢が難しいことがありましたか	0	なし
		1	週に1回より少ない
		2	週に1回以上
		3	1日1回くらい
		4	1日2〜4回
		5	1日5回以上
4	急に尿がしたくなり，我慢できずに尿をもらすことがありましたか	0	なし
		1	週に1回より少ない
		2	週に1回以上
		3	1日1回くらい
		4	1日2〜4回
		5	1日5回以上
	合計点数		点

過活動膀胱の診断基準　　尿意切迫感スコア（質問3）が2点以上かつOABSS合計スコアが3点以上
過活動膀胱の重症度判定　OABSS合計スコア
　　　　　　　　　　　　軽症：　5点以下
　　　　　　　　　　　　中等症：6〜11点
　　　　　　　　　　　　重症：　12点以上

日本排尿機能学会/女性下部尿路症状診療ガイドライン作成委員会（編）．女性下部尿路症状診療ガイドライン．リッチヒルメディカル：2013.

e. 夜間頻尿特異的QOL (N-QOL) 質問票

N-QOL質問票は睡眠・活力に関する 6 項目, 悩み・心配に関する 6 項目, 全般的な QOL に関する 1 項目の計 13 項目からなる。詳細は「夜間頻尿診療ガイドライン第 2 版」[13] を参照願いたい。

3) 排尿記録

排尿状態を前向きに記録する排尿記録では, 症状の頻度, 程度, 生活への影響などの正確な評価が可能である。特に頻尿, 夜間頻尿, 尿失禁などを有する場合は有用であり, これらの症状の原因が 1 回排尿量減少か, (夜間)多尿か, あるいは両者の合併かを検討する際に役立つ [13]。「女性下部尿路症状診療ガイドライン第 2 版」[27],「夜間頻尿診療ガイドライン第 2 版」[13],「男性下部尿路症状・前立腺肥大症診療ガイドライン」[15] においても推奨されている。調査期間は長過ぎると信頼性が低下することが危惧されるので, 3 日間から 1 週間程度が望ましい [28〜31]。日本排尿機能学会では最低 2 日間の記録が必要としている。

排尿記録には, 最低 24 時間にわたり排尿時刻のみを記録する排尿時刻記録 (micturition time chart), 排尿時刻と排尿量を記録する頻度・尿量記録 (frequency volume chart: FVC), FVC に加え, 尿失禁や水分摂取量などの情報も記録する排尿日誌 (bladder diary) がある (図 1)。日本排尿機能学会では, これら 3 種類の様式をホームページ上に掲載しており (http://japanese-continence-society.kenkyuukai.jp/special/?id=15894), ダウンロードが可能である。なお, 頻度・尿量記録および排尿日誌から以下の項目が測定できる。

- ・昼間排尿回数 (daytime frequency): 起きている間に記録された排尿回数。就寝前の最後の排尿と朝に起床した後の最初の排尿を含む。
- ・夜間睡眠中排尿回数 (nocturia): 夜間睡眠中に記録された排尿回数。
- ・24 時間排尿回数 (24-hour frequency): ある特定の 24 時間の昼間排尿回数と夜間排尿回数の合計。
- ・24 時間尿量 (24-hour urine volume): 24 時間の尿すべてを測定した尿量。起床後 2 回目の排尿から翌朝の起床後最初の排尿までを合計する。これによって, 下記の夜間尿量と夜間多尿指数 (nocturnal polyuria index: NPi = 夜間尿量/24 時間尿量)が測定可能となる。
- ・夜間尿量 (nocturnal urine volume): 就床してから起床するまでの尿量。したがって, 就床直前の尿は含まれず, 朝に起床後の最初の尿は含まれる。なお, 夜間尿量が 24 時間尿量の 20% (若年成人)あるいは 33% (65 歳以上)を超える場合, 夜間多尿と診断される [32]。また, 夜間尿量が 10 mL/体重 kg 以上を夜間多尿とする報告もある [32]。詳細は「夜間頻尿診療ガイドライン 第 2 版」[13] を 参照願いたい。
- ・最大排尿量 (maximum voided volume): 1 回排尿量のうち, もっとも多い尿量。

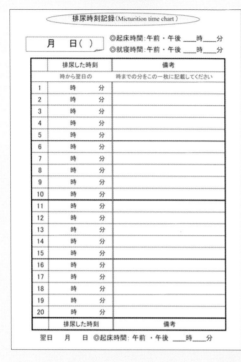
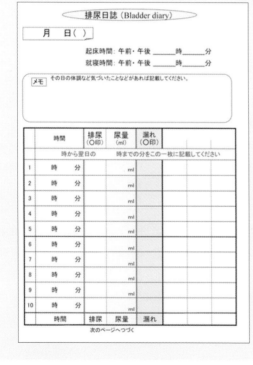

排尿時刻記録

頻度・尿量記録

排尿日誌

図1　排尿記録
日本排尿機能学会ホームページ http://japanese-continence-society.kenkyuukai.jp/special/?id=15894 より

1）男性

もっとも重要な身体所見は前立腺の直腸診であり，直腸診により前立腺の大きさ，硬さ，硬結の有無を評価する。前立腺硬結があれば前立腺がん，圧痛があれば前立腺炎が疑われる。

直腸診により，便貯留の状態や排尿に影響する所見がないかも調べることができる。肛門のトーヌスが低下している場合は仙髄領域（S3-5）の末梢性神経障害が疑われ，亢進している場合は仙髄以上の神経障害の可能性がある。

2）女性

骨盤底，生殖器の異常がLUTSと密接に関連するため，必要に応じて患者を砕石位として視診と内診にて評価する。尿道カルンクル，尿道狭窄などの外尿道口の異常，腟の発赤や萎縮がないかを観察する[33]。尿道憩室は外尿道口の近位腟前壁に膨隆を触知し，圧迫にて混濁した分泌物を尿道口から認めることがある。実際に，尿失禁の有無を確認する方法としてストレステストがある。蓄尿状態で砕石位として咳や腹圧をかけて，尿の漏出と程度を確認する。腹圧性尿失禁が疑われる場合は尿道過可動の有無を評価する必要があり，泌尿器科専門医に紹介する。また，直腸診は男性と同様（上述）に重要である。

また膀胱瘤，子宮脱，直腸瘤などの骨盤臓器脱の有無を評価する。骨盤臓器脱が確認された際には泌尿器科あるいは産婦人科専門医へ紹介する。

検査

1）尿検査

尿検査は尿路感染症，尿路結石，膀胱がん，糖尿病などの疾患を鑑別するために有用な検査であり，すべての患者に基本的検査として施行する。

膿尿を認める場合，尿路感染症として治療するとともにその原因を検討する必要がある。必要に応じて尿培養を施行する。改善しない場合，専門的診療を考慮する。尿潜血・血尿を認める場合は，膀胱がんや尿路結石が疑われ，専門的診療が必要である。

尿細胞診は尿路悪性腫瘍のスクリーニング検査である。膀胱がん，特に上皮内がんでは強い蓄尿症状を呈することがある。

2）残尿測定（図2）

残尿とは排尿直後に膀胱内に存在する尿のことをいう。排尿後のカテーテルによる導尿で測定できるが，経腹的超音波による測定は非侵襲的で現在は一般的である。残尿測定専用の超音波検査器もある。残尿が100mL以上であれば専門的診療を考慮する。「過活動膀胱診療ガイドライン第2版」[1]でも，抗コリン薬などの治療開始に先立ち，残尿測定が推奨されている。

残尿量（mL）＝（長径×短径×前後径）（cm）／2

横断面

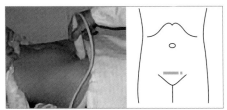

横断面

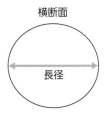

長径

矢状断
（縦断面）

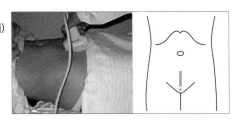

矢状断（縦断面）

短径

前後径

図2　超音波検査による残尿量の測定

3）血清クレアチニン測定

　排出障害，低コンプライアンス膀胱などに伴う腎機能障害の有無をみるために必要な検査である。症例を選択して行う。

4）血清前立腺特異抗原（prostate specific antigen：PSA）測定

　血清PSA測定は，一般医・専門医とも基本評価として男性全例に実施する。PSAは前立腺がんのスクリーニング検査として感度の高い検査であり，LUTSを訴えて受診した中高年男性に対してはその測定が強く推奨される[34]。血清PSA値は尿閉，前立腺炎，前立腺マッサージ，尿道カテーテル操作などにより高値を示すことがあるので，その影響が消失した時点で評価する。5α還元酵素阻害薬や抗アンドロゲン薬の投与によりPSA値が低下するので，評価において勘案する必要がある。

5）超音波検査

　下部尿路および上部尿路の超音波検査は一般医では選択評価，専門医では基本評価となる。
　超音波検査により前述の残尿量測定以外に，前立腺，膀胱，上部尿路の評価が可能である。経腹的あるいは経直腸的検査により，前立腺の形態や体積を評価することができ，経直腸的検査は前立腺の内部構造の観察に優れる。前立腺の膀胱への突出度IPP（intravesical prostatic protrusion）は，膀胱出口部閉塞の程度との相関[35]，治療効果予測や治療選択での有用性が報告されている[36]。
　膀胱超音波検査は膀胱内に尿が貯留した状態で行う。膀胱壁の厚さ，膀胱憩室，膀胱結石，膀胱腫瘍が評価できる。腎超音波検査では，水腎症，結石に関する評価を行う。

6）尿流動態検査（urodynamic study：UDS）

　下部尿路機能障害の診断の多くは，症状の確認，理学的所見によりなされる。そのためにUDSは病態の解明には有用であるが，診断や治療開始にあたって必ずしも必要な検査で

はない[37]。診断・治療に重要な検査は，尿流測定，膀胱内圧測定，尿道内圧測定，内圧尿流検査（pressure-flow study：PFS）[38]などがあるが，泌尿器科専門医で行う。

7）その他の検査

膀胱・尿道内視鏡検査，排尿時膀胱尿道検査，逆行性尿道造影などがあるが，いずれも泌尿器科専門医が症例を選んで行う検査である。各種ガイドラインを参照願いたい。

フレイル高齢者や認知機能低下高齢者の下部尿路機能障害に対する検査

フレイル高齢者や認知機能低下高齢者においても下部尿路機能障害に対して効果が期待できる介入は行うべきであり，医師は介入により効果が期待できる患者を積極的に見つけ出し，介入を行うことの利点とその危険性を判断する必要がある。患者や介護者にとっての煩わしさ，ケアの目標，高齢者がその介入を行うことができるのか，介入後の予後や寿命なども考慮する必要がある。

下部尿路機能障害に対する検査は，フレイル高齢者や認知機能低下高齢者においても上述した検査内容とほぼ同様であるが，フレイル高齢者では尿失禁の有症率が高いため，尿失禁のスクリーニングには特に注意を払うべきである。フレイル高齢者で注意すべき点について以下に述べる[39]。

病歴では，尿失禁の原因または悪化の可能性が高い併存疾患および投薬を特定すべきである。せん妄，感染症，萎縮性膣炎，使用医薬品の数と種類，心理状態，尿量の過多，運動性低下，便失禁の有無を評価することが推奨されている。

患者や介護者には，①尿失禁の煩わしさの程度，②尿失禁ケアの目標（尿失禁の消失，症状の軽減，QOLの向上，併存疾患を減少させる，介護者のケア負担軽減など），さらにケアへの協力の可能性についても問診が必要である。

治療可能と考えられる尿失禁に関連した併存疾患の状態やADLの評価も必要である。QOL評価，治療への希望，治療の目標，患者と介護者の望みについての評価も行う。

身体的検査には神経学的検査に加えて，機能的な評価（活動性，移動性，手指の巧緻性，着衣の脱ぎ着の能力，トイレ動作能力など），うつや認知機能の評価のためのスクリーニングテストを含む必要がある。DIPPERS（Delirium, Infection [urinary tract], Pharmaceuticals, Psychological, Excess fluid (in/out), Restricted mobility, and Stool impaction [and constipation]）を念頭において患者に対応するとよい[40~43]。これはフレイル高齢者を的確に評価するために有用な手助けとなる。また，フレイル評価や高齢者総合的機能評価（CGA）などの実施が推奨される。なお，主なフレイル評価や認知機能評価を表6[44]に，CGAを表7[45]に示した。また，CGAガイドライン研究班推奨アセスメントセット（簡易版）：CGA7については「高齢者総合的機能評価ガイドライン」[45]を参照されたい。

尿検査はすべてのフレイル高齢者，認知機能低下高齢者に推奨され，特に血尿の鑑別のために重要である。細菌尿，膿尿の鑑別も可能であるが，無症候性細菌尿や膿尿に対する治療は有益ではなく，薬剤抵抗性の細菌を増加させ，重篤な副作用の危険性を増すため，無症候性細菌尿や膿尿がみられても，その対応の判断は慎重にすべきである。

残尿測定は問題となる残尿量の基準が定められていないために，すべての患者に初期評

表6　主なフレイル評価と認知機能評価

フレイル評価	認知機能評価
・Cardiovascular Health Study基準 (CHS基準) ・日本語版CHS基準 (J-CHS) ・FRAIL scale ・Edmonton Frail Scale (EFS) ・Tiburg Frailty Indicator (TFI) ・基本チェックリスト (KCL) ・簡易フレイル・インデックス	・Mini-Mental State Examination (MMSE) ・改訂長谷川式簡易知能評価スケール ・Montreal Cognitive Assessment日本語版 (MoCA-J) ・N式老年者用精神状態尺度

「フレイル診療ガイド 2018 年版」を参考に作表

表7　フレイル高齢者における主な高齢者総合的機能評価 (Comprehensive Geriatric Assessment：CGA)

共通項目	状態によって追加すべき項目 虚弱または認知機能低下が疑われる場合
●基本的日常生活動作能力検査 (Basic ADL) 　Barthel Indexまたは 　ADL-20 (江藤) ●機能的自立度評価法 (FIM) ●認知機能 　Mini-Mental State Examination (MMSE) 　または改訂長谷川式簡易知能評価スケール ●情緒・気分 　高齢者抑うつ尺度5項目短縮版 (GDS5)	●手段的日常生活動作能力検査 (IADL) 　IADL尺度 (Lawton&Brody) または 　老研式活動能力指標 ●問題行動 　Dementia Behavior Disturbance (DBD) 　Scale ●意欲 　Vitalty Index ●QOL 　5項目Visual Analogue Scale

「高齢者総合的機能評価ガイドライン」を参考に作表

価として行うことの意義については疑問がある。しかし，以下のようなフレイル高齢者や認知機能低下高齢者では残尿測定が推奨される。①長期にわたる糖尿病罹病歴，②尿閉の既往または多い残尿，③再発する尿路感染症，④尿排出障害をきたすような薬剤の服用，⑤重症の便秘，⑥抗コリン薬やβ_3作動薬の投与にもかかわらず持続性または増悪している切迫性尿失禁，⑦以前の尿流動態検査で排尿筋低活動や膀胱出口部閉塞がある。

　残尿過多 (200 ～ 500 mL以上) が尿失禁や頻尿の主要な原因として考えられる際には，カテーテルによる対応が考慮される。

　QOLを損なうような夜間頻尿を有しているフレイル高齢者，認知機能低下高齢者では，夜間多尿を含む根底に存在する夜間頻尿の原因や対応のために排尿日誌，頻度・尿量記録が必要であり，浮腫のチェックなども行われる。また睡眠障害 (睡眠時無呼吸症候群など) にも注意が必要である。

・文献・

1）日本排尿機能学会/過活動膀胱診療ガイドライン作成委員会（編）．過活動膀胱診療ガイドライン 第2版．リッチヒルメディカル；2015．

2）Dörflinger A, Monga A. Voiding dysfunction. Curr Opin Obstet Gynecol 2001; 13: 507-512. PMID: 11547032

3）de Boer TA, Salvatore S, Cardozo L, et al. Pelvic organ prolapse and overactive bladder. Neurourol Urodyn 2010; 29: 30-39. PMID: 20025017

4）Roovers JP, Oelke M. Clinical relevance of urodynamic investigation tests prior to surgical correction of genital prolapse: a literature review. Int Urogynecol J Pelvic Floor Dysfunct 2007; 18: 455-460. PMID: 17120169

5）Marinkovic SP, Stanton SL. Incontinence and voiding difficulties associated with prolapse. J Urol 2004; 171: 1021-1028. PMID: 14767263

6）日本排尿機能学会/女性下部尿路症状診療ガイドライン作成委員会（編）．女性下部尿路症状診療ガイドライン．リッチヒルメディカル；2013．

7）本間之夫，柿崎秀宏，後藤百万ほか．排尿に関する疫学的研究．日排尿会誌 2003; 14: 266-277．

8）Mitchell SA, Brucker BM, Kaefer D, et al. Evaluating patients' symptoms of overactive bladder by questionnaire: the role of urgency in urinary frequency. Urology 2014; 84: 1039-1043. PMID: 25443897

9）Doggweiler R, Whitmore KE, Meijlink JM, et al. A standard for terminology in chronic pelvic pain syndromes: A report from the chronic pelvic pain working group of the international continence society. Neurourol Urodyn 2017; 36: 984-1008. PMID: 27564065

10）日本間質性膀胱炎研究会/日本泌尿器科学会（編）．間質性膀胱炎・膀胱痛症候群診療ガイドライン．リッチヒルメディカル；2019．

11）Abrams P, Cardozo L, Khoury S, Incontinence 4th Edition: 4th International Consultation on Incontinence, Paris July 5-8, 2008. Health Publications; 2009. http://www.icud.info/PDFs/Incontinence.pdf

12）Burkhard FC, Bosch JLHR, Cruz F, et al. EAU Guidelines on Urinary Incontinence in Adults. European Association of Urology (EAU); 2018. https://uroweb.org/wp-content/uploads/EAU-Guidelines-on-Urinary-Incontinence_2018-V3.pdf

13）日本排尿機能学会/日本泌尿器科学会（編）．夜間頻尿診療ガイドライン 第2版．リッチヒルメディカル；2020．

14）Homma Y, Yoshida M, Yamanishi T, et al. Core Lower Urinary Tract Symptom score (CLSS) questionnaire: a reliable tool in the overall assessment of lower urinary tract symptoms. Int J Urol 2008; 15: 816-820. PMID: 18657204

15）日本泌尿器科学会（編）．男性下部尿路症状・前立腺肥大症診療ガイドライン．リッチヒルメディカル；2017．

16）Fujimura T, Kume H, Tsurumaki Y, et al. Core lower urinary tract symptom score (CLSS) for the assessment of female lower urinary tract symptoms: a comparative study. Int J Urol 2011; 18: 778-784. PMID: 21951201

17）Okamura K, Nojiri Y, Osuga Y, et al. Psychometric analysis of international prostate symptom score for female lower urinary tract symptoms. Urology 2009; 73: 1199-1202. PMID: 19371926

18）Okamura K, Usami T, Nagahama K, et al. The relationships among filling, voiding subscores from International Prostate Symptom Score and quality of life in Japanese elderly men and women. Eur Urol 2002; 42: 498-505. PMID: 12429160

19）Karantanis E, Fynes M, Moore KH, et al. Comparison of the ICIQ-SF and 24-hour pad test with other measures for evaluating the severity of urodynamic stress incontinence. Int Urogynecol J Pelvic Floor Dysfunct 2004; 15: 111-116. PMID: 15014938

20）Kelleher CJ, Cardozo LD, Khullar V, et al. A new questionnaire to assess the quality of life of urinary incontinent women. Br J Obstet Gynaecol 1997; 104: 1374-1379. PMID: 9422015

21）Shumaker SA, Wyman JF, Uebersax JS, et al. Continence Program in Women (CPW) Research Group. Health-related quality of life measures for women with urinary incontinence: the Incontinence Impact Questionnaire and the Urogenital Distress Inventory. Qual Life Res 1994; 3: 291-306. PMID: 7841963

22）Wagner TH, Patrick DL, Bavendam TG, et al. Quality of life of persons with urinary incontinence: development of a new measure. Urology 1996; 47: 67-71. PMID: 8560665

23）Coyne K, Revicki D, Hunt T, et al. Psychometric validation of an overactive bladder symptom and health-related quality of life questionnaire: the OAB-q. Qual Life Res 2002; 11: 563-574. PMID: 12206577

24）Homma Y, Yoshida M, Seki N, et al. Symptom assessment tool for overactive bladder syndrome--overactive bladder symptom score. Urology 2006; 68: 318-323. PMID: 16904444

25） 本間之夫，吉田正貴，小原健司ほか．過活動膀胱症状質問票（overactive bladder symptom score：OABSS）の開発と妥当性の検討．日泌尿会誌 2005; 96: 182.

26） Yu HJ, Chen FY, Huang PC, et al. Impact of nocturia on symptom-specific quality of life among community-dwelling adults aged 40 years and older. Urology 2006; 67: 713-718. PMID: 16566966

27） 日本排尿機能学会/日本泌尿器科学会（編）．女性下部尿路症状診療ガイドライン 第2版．リッチヒルメディカル；2019.

28） Homma Y, Ando T, Yoshida M, et al. Voiding and incontinence frequencies: variability of diary data and required diary length. Neurourol Urodyn 2002; 21: 204-209. PMID: 11948713

29） Schick E, Jolivet-Tremblay M, Dupont C, et al. Frequency-volume chart: the minimum number of days required to obtain reliable results. Neurourol Urodyn 2003; 22: 92-96. PMID: 12579624

30） Brown JS, McNaughton KS, Wyman JF, et al. Measurement characteristics of a voiding diary for use by men and women with overactive bladder. Urology 2003; 61: 802-809. PMID: 12670569

31） Ku JH, Jeong IG, Lim DJ, et al. Voiding diary for the evaluation of urinary incontinence and lower urinary tract symptoms: prospective assessment of patient compliance and burden. Neurourol Urodyn 2004; 23: 331-335. PMID: 15227650

32） Homma Y, Yamaguchi O, Kageyama S, et al. Nocturia in the adult: classification on the basis of largest voided volume and nocturnal urine production. J Urol 2000; 163: 777-781. PMID: 10687975

33） Price N, Currie I. Urinary incontinence in women: diagnosis and management. Practitioner 2010; 254: 27-32. PMID: 20408330

34） 日本泌尿器科学会（編）．前立腺がん検診ガイドライン 2010年増補版．金原出版；2010.

35） Kuo TL, Teo JS, Foo KT. The role of intravesical prostatic protrusion (IPP) in the evaluation and treatment of bladder outlet obstruction (BOO). Neurourol Urodyn 2016; 35: 535-537. PMID: 25727301

36） Suzuki T, Otsuka A, Ozono S. Combination of intravesical prostatic protrusion and resistive index is useful to predict bladder outlet obstruction in patients with lower urinary tract symptoms suggestive of benign prostatic hyperplasia. Int J Urol 2016; 23: 929-933. PMID: 27545297

37） Lose G, Fantl JA, Victor A, et al. Outcome measures for research in adult women with symptoms of lower urinary tract dysfunction. Neurourol Urodyn 1998; 17: 255-262. PMID: 9590477

38） Rosier PF, Kirschner-Hermanns R, Svihra J, et al. ICS teaching module: Analysis of voiding, pressure flow analysis (basic module). Neurourol Urodyn 2016; 35: 36-38. PMID: 25214425

39） Wagg A, et al. Incontinence in frail older persons. In: Abrams P, Cardozo L, Wagg A, editors. Incontinence 6th Edition 2017: 6th International Consultation on Incontinence, Tokyo, September 2016. International Continence Society; 2017. p.1309-1441.

40） Dowling-Castronovo A, Specht JK. How to try this: Assessment of transient urinary incontinence in older adults. Am J Nurs 2009; 109: 62-71. PMID: 19300009

41） Resnick NM. Urinary incontinence in the elderly. Hosp Pract (off Ed) 1986; 21: 80C-80L. PMID: 3095357.

42） Doughty DB. Urinary & fecal incontinence: current management concepts, 3rd edn. Mosby; 2006.

43） Dowling-Castronovo A, Bradway C. Urinary Incontinence. In: Capezuti E, et al., editors. Evidence-based geriatric nursing: protocols for best practice, 3rd edn. Springer Publishing Company, Inc.; 2008. p.309-336.

44） 荒井秀典（編集主幹）/長寿医療研究開発費事業（27-23）：要介護高齢者，フレイル高齢者，認知症高齢者に対する栄養療法，運動療法，薬物療法に関するガイドライン作成に向けた調査研究班（編）．フレイル診療ガイド 2018年版．ライフ・サイエンス；2018.

45） 長寿科学総合研究CGAガイドライン研究班．高齢者総合的機能評価ガイドライン．鳥羽研二（監）．厚生科学研究所；2003.

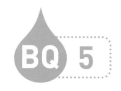 **BQ 5**

フレイル高齢者，認知機能低下高齢者に対して，尿失禁のスクリーニングを行うべきか？

要約

●フレイル高齢者，認知機能低下高齢者においても，尿失禁の分類は一般高齢者と同じであるが，機能性尿失禁の頻度が高くなるため，尿失禁のスクリーニングを行うことが推奨される。 Consensual recommendation

文献検索と採用の流れ

　本BQでは，フレイル，認知機能と尿失禁との関連性について，frailty, frail elderly, geriatric assessment, dementia, cognitive dysfunction, lower urinary symptom, urinary incontinence, diagnosisなどをキーワードとして，Medlineと医学中央雑誌により論文検索を行った。Medline 153編，医学中央雑誌 231編が抽出された。抄録の内容を踏まえ7編を採用した。また，「日本排尿機能学会標準用語集 第1版」[1] も参考とした。

| 解説 |

　尿失禁は一般的に，腹圧性尿失禁，機能性尿失禁，切迫性尿失禁，溢流性尿失禁に分類されることが多い。

　尿失禁症状（urinary incontinence symptoms）とは蓄尿相中に経験する不随意な尿漏れをいう。特徴的な症状から尿失禁の種類はある程度特定することができる。「日本排尿機能学会標準用語集 第1版」[1] による各尿失禁の定義は以下のとおりである。

・切迫性尿失禁（urgency urinary incontinence：UUI）：尿意切迫感に伴って，不随意に尿が漏れるという愁訴。

・腹圧性尿失禁（stress urinary incontinence：SUI）：労作時または運動時，もしくはくしゃみまたは咳の際に，不随意に尿が漏れるという愁訴。

・混合性尿失禁（mixed urinary incontinence：MUI）：切迫性尿失禁と腹圧性尿失禁の双方があるという愁訴で，尿意切迫感だけでなく，運動・労作・くしゃみ・咳にも関連して，不随意に尿が漏れるという愁訴。

・溢流性尿失禁（overflow incontinence）：過剰な膀胱充満（原因は特定されない）による尿が漏れるという愁訴。

・機能障害性尿失禁（機能性尿失禁）（disability associated incontinence）：身体的（たとえば整形外科的，神経学的）および／または精神的障害のために，通常の時間内にトイレ／便器に到達することができない機能的障害による尿が漏れるという愁訴。

これら尿失禁症状のなかで機能性尿失禁が認知症に多いとされているが，尿失禁が認知

症に合併しやすい理由として，前頭葉血流低下や前頭前野における障害が関係するのではないかとされている[2]。

　尿失禁は認知症，転倒/骨折と並ぶ三大老年症候群であり，認知機能低下高齢者とともに他の主要な老年症候群に属するフレイル高齢者においては，一般高齢者に比べ合併例が多いとされている[3]。Chongらは，210人の対象者（平均年齢89.4 ± 4.6歳，女性69.5%，フレイル50.0%）のうち，尿失禁は47.6%に認められ，フレイル高齢者で有症率が高く（64.8% vs 30.5%，p < 0.001），発生した尿失禁はフレイル高齢者のほうが多かったと報告している（退院時：24.3% vs 9.6%，p < 0.038，6ヵ月目：43.2% vs 21.7%，p < 0.001）[4]。また，Alyらは，Clinical frailty scaleを用いて，フレイルと尿失禁との関連を明らかにするとともに，フレイル高齢女性においてより尿失禁の合併が多く，特に混合型がQOLにより大きな影響を与えることを示している[5]。一方，Wangらによる横断的研究では，尿失禁ありの対象で尿失禁なしよりもフレイルであることが示された（60.7% vs 32.3%，p < 0.001）[6]。また，BauerらによるMrOSの横断研究の結果，下部尿路機能障害が中等度，重度の男性高齢者では，障害がないか軽度の男性高齢者に比べて，身体的フレイルの合併がそれぞれ1.41倍，2.51倍多かった[7]。

　今回のシステマティックレビューでは，フレイル高齢者，認知機能低下高齢者において一般高齢者と別の尿失禁分類を行っている論文はなかったが，正常圧水頭症は尿失禁が三大徴候となっており，レビー小体型認知症や白質型多発性脳梗塞において歩行障害と過活動膀胱が早期から認められることが知られている。また，尿失禁は皮膚の炎症，尿路感染症のリスクであり，フレイル高齢者，認知機能低下高齢者においてより注意が必要である。

•文献•

1）日本排尿機能学会用語委員会（編）．日本排尿機能学会標準用語集 第1版．中外医学社；2020.

2）Brandeis GH, Baumann MM, Hossain M, et al. The prevalence of potentially remediable urinary incontinence in frail older people: a study using the Minimum Data Set. J Am Geriatr Soc 1997; 45: 179-184. PMID: 9033516

3）Hanyu H, Shimuzu S, Tanaka Y, et al. Cerebral blood flow patterns in Binswanger's disease: a SPECT study using three-dimensional stereotactic surface projections. J Neurol Sci 2004; 220: 79-84. PMID: 15140610

4）Chong E, Chan M, Lim WS, et al. Frailty predicts incident urinary incontinence among hospitalized older adults-a 1-year prospective cohort study. J Am Med Dir Assoc 2018; 19: 422-427. PMID: 29439853

5）Aly WW, Sweed HS, Mossad NA, et al. Prevalence and risk factors of urinary incontinence in frail elderly females. J Aging Res 2020: 2425945. PMID: 32399294

6）Wang CJ, Hung CH, Tang TC, et al. Urinary incontinence and its association with frailty among men aged 80 years or older in Taiwan: A cross-sectional study. Rejuvenation Res 2017; 20: 111-117. PMID: 27651115

7）Bauer SR, Scherzer R, Suskind AM, et al. Osteoporotic Fractures in Men (MrOS) Research Group. Co-occurrence of lower urinary tract symptoms and frailty among community-dwelling older men. J Am Geriatr Soc 2020; 68: 2805-2813. PMID: 32822081

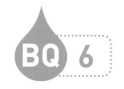

フレイル高齢者，認知機能低下高齢者の下部尿路機能障害は排便障害と関係するか？

要約

● 介護施設入居者に代表されるフレイル高齢者，認知機能低下高齢者においては，一般高齢者に比べ尿失禁，便失禁，および両者の合併の頻度が高く，尿失禁を認める場合にはより便失禁の合併が多く，QOLの低下や介護負担につながる。
エビデンスレベル E-2

● フレイルと便秘，尿閉や尿失禁の関係も示唆される。**エビデンスレベル E-2**

文献検索と採用の流れ

本BQでは，フレイル，認知機能，下部尿路機能障害，排便障害との関連性について，frailty，frail elderly，geriatric assessment，dementia，cognitive dysfunction，lower urinary symptom，fecal incontinence，diarrhea，constipation などをキーワードとして，Medlineと医学中央雑誌により論文検索を行った。Medline 135 編，医学中央雑誌 191 編から，題名と抄録の内容を踏まえ11編を抽出し，本文の吟味とハンドサーチによる5編を追加し，最終的に16編の論文を採用した。

| 解 説 |

Meschiaらによると，尿失禁を有する高齢女性で，便失禁は，調整後オッズ比が1.9倍と関連が認められた[1]。他の研究でも，尿失禁を有する女性の便失禁との関連性の調整オッズ比は，尿失禁のない女性に比べて2〜6倍高いことが示されているが[2〜5]，いずれも一般高齢者を対象とした研究であり，フレイル高齢者，認知機能低下高齢者が含まれている可能性はあるが，これらの高齢者のみを対象とした研究ではなかった。

一方，ほとんどがフレイルと考えられる介護施設入居者を対象とした研究では，31.8%が尿失禁のみ，2.6%が便失禁のみ，40.2%が尿・便失禁ありであることが示された。便失禁のみの入居者では，下痢が多く，認知機能障害が少なく，摂食や整衣などのADLに対する依存度が低いことが特徴であった。尿失禁のみの入居者は，ある程度のADL依存性があり，下痢が少なく，糖尿病が少ないことが特徴であった。尿失禁・便失禁合併の入居者は，介護施設での滞在期間が長いこと，認知機能障害，脳卒中，便秘，下痢，ADL依存性があることが特徴であった。失禁の重症度は，ADLでの依存性，認知機能障害，下痢，介護施設での滞在期間，低年齢と関連していた[6]。

また，Shamliyanらによれば，尿失禁，便失禁，両者の合併の有症率は，年齢と精神・身体的機能に対する依存度とともに増加し，認知機能障害，ADLの制限，介護施設での長

期入所は失禁のリスクが高いことと関連していた[7]。

　Drennan らは在宅で生活する認知機能障害または認知症における尿失禁および便失禁の有症率を調査し，対象集団における尿・便失禁の有症率を報告している研究について解析した。その結果，尿失禁の有症率は，一般の地域社会集団では1.1％から在宅ケアサービスを受けている人では38％までの範囲であり，便失禁の有症率は，地域社会の0.9％から精神科外来に通院している高齢者では27％であることを示した[8]。

　日本の地域在住高齢者における横断研究で，尿失禁と便失禁の有症率とリスク因子を推定するため，大阪府摂津市に在住する65歳以上の1,473人から無作為に抽出したサンプルから1,405人の高齢者のデータを得た。いずれかの程度の尿失禁の有症率は男女ともに1,000人あたり98人であり，男性では1,000人あたり87人，女性では1,000人あたり66人が何らかの程度の便失禁を認めていた。1日あたりの尿失禁は1,000人あたり34人，便失禁は1,000人あたり20人であった。尿失禁と便失禁の有症率は男女ともに年齢とともに増加していたが，男女差は認められなかった。単変量解析では，75歳以上の高齢，健康状態の悪化，脳卒中，認知症，社会活動への参加の欠如，生きがいの欠如が尿失禁・便失禁と有意に関連していた。多変量解析では，75歳以上の年齢，健康状態の悪さ，脳卒中がいずれのタイプの失禁に対しても独立したリスク因子であった。糖尿病は便失禁の独立したリスク因子であり，認知症と社会活動への参加の欠如は尿・便失禁合併の独立したリスク因子であることが示され，フレイル，認知症が尿・便失禁合併のリスクであることが示唆された[9]。

　急性期大学病院の入院患者における尿失禁と便失禁の有症率とその予測因子を評価した研究においては435人が評価され，年齢中央値は72歳，53％が男性であった。Clinical frailty scale（CFS）スコア中央値は5±3で，尿失禁の有症率は26％，便失禁の有症率は11％であった。尿失禁と便失禁は年齢とともに増加し，85歳以上ではそれぞれ35.2％，21.1％となったが，年齢は独立した予測因子ではなかった。失禁もフレイルに伴って増加し，CFSスコアは尿失禁（p=0.006）と便失禁（p=0.03）の両方と独立して関連していたが，ベースラインの失禁状態がもっとも強い予測因子であった。尿失禁と便失禁は入院患者のQOLに影響を与える一般的な疾患であり，有症率は年齢とフレイルに伴って増加することが示された[10]。

　認知症者の失禁は，介護者の負担を増大させ，介護施設への入所の決定にも影響を与える。認知症における尿失禁と便失禁の初診率，尿失禁のための投薬や留置カテーテルの使用率を調査するため，英国のプライマリ・ケア・データベースであるThe Health Improvement Network（THIN）から，60～89歳の認知症の54,816人と認知症のない205,795人の年齢・性で層別したサンプルデータを2001年から2010年にかけて抽出した。尿失禁のリスク1,000人年あたりの初診率（95％ CI）は，認知症コホートでは男性で42.3（40.9-43.8），女性で33.5（32.6-34.5）であり，非認知症コホートでは19.8（19.4-20.3），18.6（18.2-18.9）であった。便失禁の初診率は，認知症コホートでは男性で11.1（10.4-11.9），女性で10.1（9.6-10.6）であり，非認知症コホートでは3.1（2.9-3.3），3.6（3.5-3.8）であった。尿失禁の調整後のリスク比は男性3.2（2.7-3.7），女性2.7（2.3-3.2），便

失禁に関しては，男性6.0（5.1-7.0），女性4.5（3.8-5.2）であった。英国THINでは，認知症と診断された人は，認知症と診断されていない人に比べて尿失禁の診断率が約3倍，便失禁の診断率が4倍以上であった[11]。

　75歳以上の男女における尿失禁，便失禁，尿・便失禁の自己申告による有症率を調査した研究では，39％が尿失禁ありと回答しており（女性でより顕著），便失禁は16.9％，尿・便失禁は14.5％であった。失禁は年齢とともに増加しており，失禁を有する人は，失禁のない人に比べて，その他のすべての健康上の不定愁訴も有意に多かった。失禁を有する人は，特にフレイル高齢者であった。尿・便失禁のリスク因子は下痢，コミュニケーション，移動能力の問題であった[12]。また，尿失禁と便失禁は，介護施設入居者の50％以上で生活に影響を与えており，移動制限と認知症が尿・便失禁の主要なリスク因子であるため，尿失禁と便失禁は頻繁に併発することが示唆された[13]。

　一方，便秘とフレイルとの関係について，65歳以上の入院患者587人を対象にした横断研究では便秘（オッズ比1.867，95％CI 1.046-3.330）と尿閉（オッズ比7.007，95％CI 1.137-2.757）がプレフレイルと関係していた。また，年齢（オッズ比1.141，95％CI 1.085-1.200），尿失禁（オッズ比10.314，95％CI 1.950-54.548），尿閉（オッズ比3.058，95％CI 1.571-5.952）と便秘（オッズ比3.004，95％CI 1.540-5.857）がフレイルと関係していた[14]。

　このように，フレイル患者では便秘と尿失禁や尿閉などのLUTSがお互いに関係する可能性がある。

　過活動膀胱の治療薬として汎用されている抗コリン薬には，抗ムスカリン作用による便秘の副作用がある。便秘の頻度は加齢とともに増加することが知られており[15]，高齢者の過活動膀胱の抗コリン薬による薬物療法に際しては，特に注意が必要である。現在使用できる抗コリン薬には多くの種類があり，日本人過活動膀胱患者における過活動膀胱治療薬の有効性と安全性について，各種抗コリン薬のプラセボ対照ランダム化比較試験のメタ解析では，便秘の発現は全体の統合後，オッズ比2.29，95％CI 1.75-3.01でプラセボと比べて有意に高かったと報告している[16]。抗コリン薬のオッズ比は0.66〜5.57の範囲にあり，オッズ比がもっとも低い薬剤はオキシブチニン経皮型吸収剤（オッズ比0.66，95％CI 0.16-2.67）であった。また，オッズ比の高い順はソリフェナシン10mg（オッズ比5.57），ソリフェナシン5mg（オッズ比3.05），プロピベリン20mg（オッズ比2.84），フェソテロジン8mg（オッズ比2.56）であった。

・文献・

1）Meschia M, Buonaguidi A, Pifarotti P, et al. Prevalence of anal incontinence in women with symptoms of urinary incontinence and genital prolapse. Obstet Gynecol 2002; 100: 719-723. PMID: 12383540

2）Ballester A, Mínguez M, Herreros B, et al. Prevalence of silent fecal and urinary incontinence in women from the town of Teruel. Rev Esp Enferm Dig 2005; 97: 78-86. PMID: 15801883

3）Melville JL, Fan MY, Newton K, et al. Fecal incontinence in US women: a population-based study. Am J Obstet Gynecol 2005; 193: 2071-2076. PMID: 16325618

4）Goode PS, Burgio KL, Halli AD, et al. Prevalence and correlates of fecal incontinence in community-dwelling older adults. J Am Geriatr Soc 2005; 53: 629-635. PMID: 15817009

5）Abramov Y, Sand PK, Botros SM, et al. Risk factors for female anal incontinence: new insight through the

Evanston-Northwestern twin sisters study. Obstet Gynecol 2005; 106: 726-732. PMID: 16199628

6) Saga S, Vinsnes AG, Mørkved S, et al. What characteristics predispose to continence in nursing home residents?: a population-based cross-sectional study. Neurourol Urodyn 2015; 34: 362-367. PMID: 24470319

7) Shamliyan T, Wyman J, Bliss DZ, et al. Prevention of urinary and fecal incontinence in adults. Evid Rep Technol Assess 2007: 1-379. PMID: 18457475

8) Drennan VM, Rait G, Cole L, et al. The prevalence of incontinence in people with cognitive impairment or dementia living at home: a systematic review. Neurourol Urodyn 2013; 32: 314-324. PMID: 23129242

9) Nakanishi N, Tatara K, Naramura H, et al. Urinary and fecal incontinence in a community-residing older population in Japan. J Am Geriatr Soc 1997; 45: 215-219. PMID: 9033523

10) Condon M, Mannion E, Molloy DW, et al. Urinary and faecal incontinence: point prevalence and predictors in a university hospital. Int J Environ Res Public Health 2019; 16: 194. PMID: 30641927

11) Grant RL, Drennan VM, Rait G, et al. First diagnosis and management of incontinence in older people with and without dementia in primary care: a cohort study using The Health Improvement Network primary care database. PLoS Med 2013; 10: e1001505. PMID: 24015113

12) Stenzelius K, Mattiasson A, Hallberg IR, et al. Symptoms of urinary and faecal incontinence among men and women 75+ in relations to health complaints and quality of life. Neurourol Urodyn 2004; 23: 211-222. PMID: 15098216

13) Schnelle JF, Leung FW. Urinary and fecal incontinence in nursing homes. Gastroenterology 2004; 126 Suppl: S41-S47. PMID: 14978637

14) Wei Y, Cao Y, Yang X, et al. Investigation on the frailty status of the elderly inpatients in Shanghai using the FRAIL (fatigue, resistance, ambulation, illness, and loss) questionnaire. Medicine (Baltimore) 2018; 97: e0581. PMID: 29718855

15) 厚生労働省. 平成28年国民生活基礎調査の概況. https://www.mhlw.go.jp/toukei/saikin/hw/k-tyosa/k-tyosa16/

16) 山口脩, 吉田正貴, 奥村広之ほか. 日本人過活動膀胱患者における過活動膀胱治療薬の有効性と安全性：プラセボ対照無作為化比較試験のメタ解析. 泌尿器外科 2014; 27: 1731-1744.

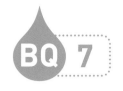

BQ 7 下部尿路機能障害を有するフレイル高齢者，認知機能低下高齢者は，どのような場合に泌尿器科専門医への紹介を考慮すべきか？

要 約

● フレイル高齢者，認知機能低下高齢者においても紹介を考慮すべきタイミングは一般の患者と同様であり，以下のような場合に専門医への紹介を考慮すべきである。 Consensual recommendation

①以下のような病歴・症状・所見がある場合

病歴：尿閉，再発性尿路感染症，肉眼的血尿，骨盤部の手術・放射線治療，神経疾患

症状：重度な下部尿路症状，膀胱・尿道・会陰部の疼痛，蓄尿時不快感（膀胱，前立腺，尿道，会陰部）

身体所見：下腹部膨隆，生殖器異常，膣外に突出する骨盤臓器脱，膀胱・尿道膣瘻や尿道憩室が示唆される場合，前立腺の異常

検査所見：血尿，発熱を伴う膿尿，尿細胞診陽性，腎機能障害，多い残尿量（100 mL以上を目安），膀胱結石，超音波検査などの画像所見異常，PSA高値，重症の糖代謝・腎機能障害・高血圧・心不全など

②適切な抗菌薬投与によっても尿路感染症が改善しない，あるいは再発する場合

③尿勢低下・尿線分割・尿線散乱・尿線途絶・排尿遅延・腹圧排尿・終末滴下などの排尿症状および残尿感や排尿後尿滴下といった排尿後症状が主体の場合

④頻尿のみで尿意切迫感がない場合

⑤行動療法，薬物療法により十分な効果が得られない場合

文献検索と採用の流れ

本BQでは，フレイル高齢者，認知機能低下高齢者が下部尿路機能障害を有する場合に泌尿器科専門医への紹介の観点から文献検索を行った。frailty, frail elderly, dementia, cognitive dysfunction, patient transfer などをキーワードとして，Medline, Cochrane Library, 医学中央雑誌により論文検索を行い，826編から2編を抽出した。ハンドサーチ文献も加えて，6編を採用した。

| 解 説 |

成人女性

「女性下部尿路症状診療ガイドライン第2版」[1]では，何らかの下部尿路症状を訴える成人女性においては，以下の①～⑤があった場合に，専門医への紹介を考慮すべきと示されている。

①以下に示す病歴・症状・所見があった場合

病歴：尿閉，再発性尿路感染症，肉眼的血尿，骨盤部の手術・放射線治療，神経疾患

症状：重度な下部尿路症状，膀胱・尿道・会陰部の疼痛，蓄尿時不快感

身体所見：下腹部膨隆，生殖器異常，膣外に突出する骨盤臓器脱，膀胱・尿道膣瘻，尿道憩室が示唆される場合

検査所見：血尿，発熱を伴う膿尿，尿細胞診陽性，腎機能障害，多い残尿量（100 mL以上を目安），膀胱結石，超音波検査などの画像所見異常

②適切な抗菌薬投与によっても尿路感染症が改善しない，あるいは再発する場合

③尿勢低下・尿線分割・尿線散乱・尿線途絶・排尿遅延・腹圧排尿・終末滴下などの排尿症状および残尿感や排尿後尿滴下といった排尿後症状が主体の場合

④頻尿のみで尿意切迫感がない場合

⑤行動療法，薬物療法により十分な効果が得られない場合

中高年男性

「男性下部尿路症状・前立腺肥大症診療ガイドライン」[2]では，何らかの下部尿路症状を訴える中高年男性においては，以下のような場合に専門医紹介を推奨している。

①以下に示す病歴・症状・所見があった場合

症状：重度な下部尿路症状，膀胱・尿道・会陰部の疼痛，不快感（特に尿がたまったときに強くなる場合，間質性膀胱炎を示唆する）

病歴：尿閉，再発性尿路感染症，肉眼的血尿，骨盤部の手術・放射線治療，神経疾患

身体所見：下腹部膨隆（尿閉を示唆する），前立腺の異常（硬結，圧痛，著明な腫大など）

検査所見：血尿，発熱を伴う膿尿，血清PSA高値（4 ng/mL以上を目安），尿細胞診陽性，腎機能障害，多い残尿量（100 mL以上を目安），膀胱結石，超音波検査などの画像所見異常

②適切な抗菌薬投与によっても尿路感染症が改善しない，あるいは再発する場合

③重度の症状や膀胱痛の場合

④行動療法，薬物療法により十分な効果が得られない場合

夜間頻尿を有する 50 歳以上の男性・女性

「夜間頻尿診療ガイドライン 第2版」[3]では，夜間頻尿のためにQOLが損なわれ治療を希望している主に50歳以上の男性・女性においては，以下のような場合に専門医受診を推奨している。専門医への紹介にあたっては，下部尿路機能障害が疑われる場合には泌尿器科

専門医，睡眠障害が疑われる場合には睡眠障害治療に精通した精神科医や内科医，糖代謝・電解質異常，腎機能障害，高血圧や心不全が疑われる場合には，それぞれ内分泌・代謝内科医，腎臓内科医，循環器科医への紹介が推奨されている。

①以下に示す病歴・症状・所見があった場合
　病歴：尿閉，再発性尿路感染症，前立腺・膀胱を含む骨盤部の手術・放射線治療，神経
　　　　疾患，重度の睡眠障害
　症状：重度の夜間頻尿，重度の尿失禁（腹圧性，切迫性），肉眼的血尿，夜間頻尿に加え
　　　　蓄尿時に強くなる膀胱痛・会陰痛，男性で排尿時や射精時の痛みや不快感，尿道
　　　　や会陰部の痛みや違和感，膀胱部から精巣にかけての不快感がある場合
　身体所見：下腹部膨隆，前立腺の異常，女性生殖器の異常，膣外に突出する骨盤臓器脱
　　　　　　など
　検査所見：血尿，有熱性の膿尿，PSA高値，尿細胞診陽性，多い残尿量（100 mL以上を
　　　　　　目安），膀胱結石，尿路系の画像検査異常，重症の糖代謝・腎機能障害・高血
　　　　　　圧・心不全など
②夜間頻尿のみで，夜間多尿を疑う場合
③夜間頻尿のみで，睡眠障害があり，睡眠障害の治療を行っても不変・悪化する場合
④多尿を疑う昼間頻尿を伴う場合
⑤夜間頻尿以外の下部尿路症状を伴う場合で，行動療法，薬物療法で十分な効果が得られない，または悪化する場合

フレイル高齢者

　フレイル高齢者における尿失禁マネジメントアルゴリズムが2015年に提唱されている[4]。このなかでも泌尿器科専門医への紹介を考慮すべきタイミングが記載されている。以下にそのアルゴリズムを概説する。

　このアルゴリズムにおいては，尿失禁患者の半数は誰にも相談していないという事実を踏まえ，最初に，フレイル高齢者において尿失禁などの下部尿路症状が存在するかどうかの確認を行う[4]。次に，治療できる，もしくは改善できる病態であるかの把握，さらに症状をきたすような原因がないかを除外する[4]。フレイル高齢者に尿失禁をきたす要因としてDIPPERS（Delirium：せん妄，Infection：感染，Pharmaceuticals：薬剤性，Psychological：心理性，Excess urine output：尿量過多，Restricted mobility：移動制限，Stool impaction：便秘）があげられる[4]。さらに，合併症やADL能力，QOL，患者や介護者の治療希望や治療の目的の確認，認知機能や神経運動機能の評価および直腸診，検尿，排尿記録や失禁量の確認を行う。残尿量測定も検討する。無症候性細菌尿に対して抗菌化学療法を施行しないよう留意する[4]。疼痛，血尿，再発性尿路感染症，骨盤部腫瘍，骨盤部放射線照射歴，骨盤内・下部尿路手術歴，膣口を超える骨盤臓器脱，瘻孔を疑う場合には即時の専門医受診を勧める[4]。

　切迫性尿失禁，残尿過多，腹圧性尿失禁，もしくはこれらの重複がある場合には，前述のような評価を行ったうえで初期マネジメントを開始する[4]。切迫性尿失禁が存在する場

合には，生活指導や行動療法，薬物療法を検討する。著明な残尿を認める場合には便秘の治療，薬物治療の見直し，男性では α_1 遮断薬を検討し，残尿が $200 \sim 500\,\text{mL}$ の場合には導尿を行う。腹圧性尿失禁の場合は生活指導や行動療法を行う[4]。上記の対応で改善しない場合には，再度，合併症や機能障害の評価と介入を行う。失禁改善が思わしくない場合に，専門医受診を検討する[4]。生活指導では食事療法，体重減少，水分摂取量調整，便秘のコントロールが健康な高齢者や若年者で推奨されているが，フレイル高齢者では必ずしも同様ではないため注意が必要である[4]。行動療法にはうながし排尿法，習慣訓練，定時排尿法，トイレ排尿と骨盤底筋トレーニングの組み合わせがある。うながし排尿法は患者自身が自らトイレ排尿することを増やし失禁回数を減らすようにする取り組みである[4]。高齢者施設や在宅では介護者がプロトコールに従ってうながし排尿法を行えば日中の尿失禁には効果があると報告されている[4]。しかし，1人以上の介助が移乗に必要な高齢者では排尿促進法は有用ではないとされる[4]。うながし排尿法を3日継続して失禁量減少が20％未満の場合やトイレ排尿の成功が2/3未満の場合はうながし排尿法の継続はすべきではないと報告されている[4]。

　683人，7論文のフレイル地域在住高齢者に対する保存的介入を評価した報告によると，骨盤底筋トレーニングと膀胱訓練，トイレ動作訓練などを組み合わせた介入では $75 \sim 80\%$ の尿失禁の改善があったと報告されている[5]。

　超音波機器を併用し個々の膀胱容量に応じたうながし排尿法は施設入所者において，おむつやパッドのコストを膀胱機能良好高齢者（1回排尿量 $100\,\text{mL}$ 以上，残尿 $100\,\text{mL}$ 以下）で19.5％減少できたことが報告されている[6]。習慣訓練は，排尿記録などで患者の失禁パターンや排尿パターンを把握したうえで排尿習慣を再獲得させるものである。定時排尿法は定まった間隔でトイレ排尿させるものである。

　フレイル高齢者における骨盤底筋トレーニングの有用性の報告はないが，ある程度の認知機能や身体機能の残存するフレイル高齢者では有用と思われる[4]。薬物療法では，認知機能への影響を考慮して薬剤選択を行うことが重要である[4]。上記のような初期マネジメントで改善が乏しい場合，重篤な症状が残存する場合には，患者や介護者の要望や合併症を踏まえたうえで専門医への紹介を検討する[4]。

・文献・

1）日本排尿機能学会／日本泌尿器科学会（編）．女性下部尿路症状診療ガイドライン 第2版．リッチヒルメディカル：2019．

2）日本泌尿器科学会（編）．男性下部尿路症状・前立腺肥大症診療ガイドライン．リッチヒルメディカル：2017．

3）日本排尿機能学会／日本泌尿器科学会（編）．夜間頻尿診療ガイドライン 第2版．リッチヒルメディカル：2020．

4）Wagg A, Gibson W, Ostaszkiewicz J, et al. Urinary incontinence in frail elderly persons: Report from the 5th International Consultation on Incontinence. Neurourol Urodyn 2015; 34: 398-406. PMID: 24700771

5）Talley KMC, Wyman JF, Shamliyan TA. State of the science: conservative interventions for urinary incontinence in frail community-dwelling older adults. Nurs Outlook 2011; 59: 215-220. PMID: 21757078

6）Suzuki M, Iguchi Y, Igawa Y, et al. Ultrasound-assisted prompted voiding for management of urinary incontinence of nursing home residents: efficacy and feasibility. Int J Urol 2016; 23; 786-790. PMID: 27399836

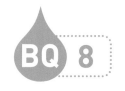

下部尿路機能障害を有するフレイル高齢者の診療において，保険診療上の留意点は何か？

要約

● 尿道留置カテーテル患者または抜去後の患者に対し，包括的排尿ケアを行う入院での排尿自立支援加算と，これに引き続き外来でケアを行う排尿自立指導料があり，施設基準や算定対象者，算定回数などに留意する必要がある。

● 在宅自己導尿においては，算定対象者および使用カテーテルの選択や処方本数について留意する必要がある。

● 家庭において療養する患者で，寝たきり状態にあるものが，在宅において自らまたはその患者の介護に当たるものが実施する処置（留置カテーテル設置，膀胱洗浄，導尿など）については在宅寝たきり患者処置指導管理料で算定する。

● 留置カテーテルを装着しており，その管理に配慮を要する患者に対し，看護師などが30分以上の療養上の指導を行った場合に在宅療養指導管理料を算定する。

● その他，検査，処置，薬物治療において，尿検査，腫瘍マーカー，残尿測定，膀胱洗浄，留置カテーテル設置，前立腺肥大症治療薬処方や夜間頻尿治療薬処方における留意点がある。

文献検索と採用の流れ

　本BQでは，フレイル高齢者の下部尿路機能障害診療の保険上の留意点の観点から文献検索を行った。frailty, frail elderly, dementia, cognitive dysfunction, lower urinary tract disorder, insuranceなどをキーワードとして，医学中央雑誌より論文検索し30編文を抽出した。ハンドサーチ文献を加えて，7編を採用した。

| 解説 |

　関連する保険診療において基本的な留意点は以下のとおりである[1~6]。

A251　排尿自立支援加算について

　施設基準に適合し地方厚生局局長等へ届け出た保険医療機関に入院中の尿道留置カテーテル患者または抜去後の患者に対し，所定の研修を受けた職員による排尿ケアチームと病棟看護師の協働による包括的排尿ケアを行った場合に，排尿自立支援加算が週1回，患者1人につき12回を限度として加算することができる。

　尿道カテーテルを抜去後に，尿道カテーテルを再留置した場合であっても，初回の算定から12週間以内であれば算定可能である。

包括的排尿ケアの内容が，リハビリテーション実施計画書又はリハビリテーション総合実施計画書に明記されていれば，併用しても差し支えない。

B005-9　外来排尿自立指導料について

上記入院排尿自立支援加算と通算して12週を限度として，入院中に退院後の包括的排尿ケアの必要性を認めた場合に，外来において，引き続き包括的排尿ケアを行った場合に外来排尿自立指導料を算定することができる。退院時に継続的な包括的排尿ケアが必要であると認めた旨を診療録等に記載しておく必要がある。

ただし，在宅自己導尿指導管理料を算定する場合には算定できない。

別の医療機関に転院した場合，入院期間が通算される入院の場合，通算して排尿自立支援加算を12回を限度として算定できる。

B001・13　在宅療養指導料について

在宅療養指導料を算定している患者又は入院中の患者以外の患者であって，留置カテーテルを装着しており，その管理に配慮を要する患者に対して指導を行った場合に，初回の指導を行った月にあっては月2回に限り，その他の月にあっては月1回に限り算定する。

看護師等が個別に30分以上療養上の指導を行った場合に算定できるものであり，同時に複数の患者に行った場合や指導の時間が30分未満の場合には算定できない。なお，指導は患者のプライバシーが配慮されている専用の場所で行うことが必要であり，保険医療機関を受診した際に算定できるものであって，患家において行った場合には算定できない。療養の指導に当たる看護師等は，訪問看護や外来診療の診療補助を兼ねることができる。看護師等は，患者ごとに療養指導記録を作成し，当該療養指導記録の指導の要点，指導実施時間を明記する。

衛生材料または保険医療材料の支給に当たっては，当該患者へ訪問看護を実施している訪問看護事業者から，訪問看護計画書により必要とされる衛生材料等の量について報告があった場合，医師は，その報告を基に必要な量について判断の上，患者へ衛生材料等を支給する。当該衛生材料，保険医療材料の費用は，別に診療報酬上の加算等として評価されている場合を除き所定点数に含まれ，別に算定できない。

C106　在宅自己導尿指導管理料およびC163 特殊カテーテル加算について

在宅自己導尿とは，諸種の原因による自然排尿が困難な患者について，在宅での療養を行っている患者自らが実施する排尿法をいう。対象となる患者は下記の患者のうち，残尿を伴う排尿困難を有する者であって在宅自己導尿を行うことを医師が認めたものである。

・諸種の原因による神経因性膀胱
・下部尿路通過障害（前立腺肥大症，前立腺がん，膀胱頸部硬化症，尿道狭窄等）
・腸管を利用した尿リザーバー造設術の術後

在宅自己導尿を行っている入院外の患者に対して，在宅自己導尿に関する指導管理を行った場合に在宅自己導尿指導管理料を算定できる。再利用型カテーテル，間歇導尿用

ディスポーザブルカテーテル（親水性コーティングを有するもの）とそれ以外，間歇バルーンカテーテルによって点数が異なる。特殊カテーテル加算は3月に3回に限り算定できる。

　親水性コーティングを有するものについては，間歇導尿量ディスポーザブルカテーテルとして，親水性コーティングが施されたカテーテルであって，包装内に潤滑剤が封入されており，開封後すぐに挿入可能なもののみ使用した場合に算定する。

　親水性コーティングを有するものについては，排尿障害が長期間かつ不可逆的に持続し，代替となる排尿方法が存在せず，適切な消毒操作が困難な場所において導尿が必要となる場合等，当該カテーテルを使用する医学的な妥当性が認められる場合に使用することとし，原則として脊髄障害，二分脊椎，他の中枢神経を原因とする神経因性膀胱，その他，に該当する患者に使用した場合に算定する。

　間歇バルーンカテーテルとは，患者自身が間歇導尿を行うことが可能なカテーテルであって，当該カテーテルに接続してバルーンを膨らませるためのリザーバーを有し，患者自身が消毒下で携帯することが可能であるものをいう。

　間歇導尿用ディスポーザブルカテーテルとして親水性コーティングを有するものと，それ以外を同時に支給した場合は，親水性コーティングを有するものを1月あたり60本以上使用した場合に，主たるものの所定点数を算定できる。間歇導尿用ディスポーザブルカテーテルと間歇バルーンカテーテルを併せて使用した場合は，主たるもののみを算定する。

　在宅自己導尿指導管理料算定時には，膀胱洗浄用の生理食塩水や，滅菌グリセリン，潤滑ゼリーなどの医療材料は当該保険医療機関が提供する。当該医療材料の費用は別に診療報酬上の加算として評価されている場合を除き所定点数に含まれ，別に算定できない。

　入院中の患者では，退院時に退院後の在宅療養指導管理料を算定すべき指導管理を行った場合には，退院日の1日に限り在宅自己導尿指導管理料が算定できる。

　在宅自己導尿指導管理料と在宅療養指導料は併算定ができる。

C109　在宅寝たきり患者処置指導管理料について

　家庭において療養を行っている患者であって，現に寝たきり状態にあるもの又はこれに準ずる状態にあるものが，在宅において自らまたはその家族等患者の介護に当たるものが実施する処置（留置カテーテル設置，膀胱洗浄，導尿等）を在宅における処置という。原則として当該医師が患家に訪問して指導管理を行った場合に算定する。ただし，寝たきり状態にあるもの又はこれに準ずるものが，家族等に付き添われて来院した場合については，例外的に算定することができる。在宅寝たきり患者処置指導管理料を算定している患者においては，留置カテーテル設置，膀胱洗浄，導尿等は算定できない。

D000-002　尿検査およびD018-019　細菌検査について

　尿沈渣と細菌顕微鏡検査を同時に行った場合は，細菌顕微鏡検査のみが算定できる。

　尿沈渣の染色検査は，炎症や尿路上皮がんなどの細胞成分や円柱を染色して見やすくする必要性のある疾患のみで算定できる。

　尿定性・尿沈渣の検査料は，200床以上の病院の再診では外来診療料に含まれるので算

定できない。

尿検査の結果を検査当日に文書で提供し説明して診療した場合は，外来迅速検査加算が算定できる。

細菌薬剤感受性検査は，結果として菌が検出できず実施できなかった場合においては算定しない。薬剤耐性菌検出は，基質特異性拡張型βラクタマーゼ産生，メタロβ-ラクタマーゼ産生，AmpC産生等の薬剤耐性因子の有無の確認を行った場合に算定する。

D009　腫瘍マーカー　PSA検査について

前立腺特異抗原(PSA)の検査結果が4.0ng/mL以上であって前立腺がんの確定診断がつかない場合においては，3月に1回に限り，3回を上限として算定できる。

PSA検査を2回以上算定するにあたっては，検査値を診療報酬明細書の摘要欄に記載する。

D216-2　残尿測定について

残尿測定の算定には，前立腺肥大症，神経因性膀胱または過活動膀胱の患者に対し，超音波もしくはカテーテルを用いて残尿を測定した場合に算定できる。

超音波による残尿測定と導尿によるものを同一日に行った場合には，主たる（点数の高い）もの（超音波によるもの）のみ算定できる。

残尿測定検査は，患者1人につき月2回に限り算定できる。

J060　膀胱洗浄について

膀胱洗浄，留置カテーテル設置，導尿を同一日に行った場合には，主たるものの所定点数により算定する。

在宅自己導尿指導管理料または在宅寝たきり患者処置指導管理料を算定している患者について膀胱洗浄の費用は算定できない。

J063　留置カテーテル設置について

留置カテーテル設置の際に膀胱洗浄を同時に行った場合は，膀胱洗浄のみの算定となる。

膀胱洗浄は200床以上の病院の再診では外来診療料に含まれるので算定できない。

留置カテーテル設置に用いるバルーン用水（注射用蒸留水，滅菌精製水など）は算定できない。

留置カテーテルを装着している患者に医師の指示に基づき，看護師または保健師が在宅療養上必要な指導を個別に30分を越えて行った場合に，患者1人につき月1回（初回の指導を行った月には月2回），在宅療養指導料が算定できる。

病名について

下部尿路症状は保険適応病名とはできない。

夜間頻尿の原因として，循環器，呼吸器，腎内分泌，代謝疾患，精神神経疾患が疑われる場合は，その疑い病名を設定して，関連する検査を適切に施行する。

前立腺肥大症治療薬について

ホスホジエステラーゼ5阻害薬であるタダラフィル（ザルティア®）処方時には，前立腺肥大症と診断するために施行した検査（尿流測定検査，残尿検査，前立腺超音波検査等）について，検査名と実施した年月日を摘要欄に記載する。他医療機関で診断が行われた場合は，実施医療機関名を記載する。

5α還元酵素阻害薬であるデュタステリド（アボルブ®）は前立腺が肥大していない患者における有効性および安全性は確認されていないため，前立腺体積が30 mL以上の場合に限って処方ができる。

「男性下部尿路症状・前立腺肥大症診療ガイドライン」[7]では，前立腺肥大症を伴う過活動膀胱患者に対する併用療法は推奨グレードA〜C1*となっているが，前立腺肥大症に対する治療薬が1剤で足りる場合には1剤を投与し，必要があると認められる場合に2剤以上を投与する。3剤以上の併用に関しては，審査委員の医学的判断による。（*なお，下部尿路機能障害に関する各種ガイドラインでの推奨グレードについては，下表を参照願いたい。）

夜間頻尿治療薬について

デスモプレシン25 μg，50 μgの適用症は「男性における夜間多尿による夜間頻尿」であり，適切な検査を行ったうえで，処方を考慮する。

・文献・
1）医科診療報酬点数表 令和2年4月版．社会保険研究所；2020．
2）厚生労働省．令和2年度診療報酬改定について．第3関係法令等．https://www.mhlw.go.jp/stf/seisakunitsuite/bunya/0000188411_00027.html
3）日本医師会．改訂診療報酬点数表参考資料（令和2年度4月1日実施）．
4）日本臨床泌尿器科医会（編）．泌尿器科保険診療の手引き（令和2年，第13版）．
5）日本創傷・オストミー・失禁管理学会（編）．「排尿自立指導料」に関する手引き．照林社；2020．
6）日本排尿機能学会/日本泌尿器科学会（編）．夜間頻尿診療ガイドライン 第2版．リッチヒルメディカル；2020．
7）日本泌尿器科学会（編）．男性下部尿路症状・前立腺肥大症診療ガイドライン．リッチヒルメディカル；2017．

*下部尿路機能障害に関する各種ガイドラインでの推奨のグレード

推奨のグレード	内容
A	行うよう強く勧められる
B	行うよう勧められる
C	行うよう勧めるだけの根拠が十分でない
C1	行ってもよい
C2	行うよう勧められない
D	行わないよう勧められる
保留	推奨のグレードを決められない

この推奨のグレードは，「Minds診療ガイドライン作成の手引き2007」[A]，「Minds診療ガイドライン作成の手引き2014」[B]を参考として，そこから導かれる根拠のレベルに，結論の一貫性，効果の大きさ，適用性，副作用，費用などの治療の特性を加味したものである。

A) Minds 診療ガイドライン選定部会（監）．福井次矢，吉田雅博，山口直人（編）．Minds診療ガイドライン作成の手引き2007．医学書院；2007．
B) 福井次矢，山口直人（監）．森實俊雄，吉田雅博，小島原典子（編）．Minds 診療ガイドライン作成の手引き2014．医学書院；2014．

フレイル高齢者，認知機能低下高齢者の尿失禁に対して，どのような排尿ケア用品を使うべきか？

要 約

◆ さまざまな排尿ケア用品があり，患者だけでなく介護者のQOLを考慮して適切なものを選ぶよう推奨される。 Consensual recommendation

◆ 排泄用具の選択には患者の ADL を考慮し，MOCKY 式排泄用具選択のフローチャートなどを活用することが考慮される。 Consensual recommendation

◆ おむつの使用にあたってはその適応を評価するとともに，サイズや吸収力，価格など，目的に応じた適切な製品を選択することが推奨される。 Consensual recommendation

文献検索と採用の流れ

　本BQでは，フレイル，認知機能と尿失禁に対する排尿ケア用品との関連性について，frailty，frail elderly，geriatric assessment，dementia，cognitive dysfunction，urinary incontinence，absorbent pad，diaper などをキーワードとして，Medline と医学中央雑誌により論文検索を行った。Medline 601 編，医学中央雑誌 107 編から，論文タイトルと抄録の内容を踏まえ吟味したが適切な文献はみられなかった。そのためハンドサーチによる 5 編を採用した。

| 解 説 |

　さまざまな治療や排尿ケアにもかかわらず排尿の自立が得られない場合，または本人だけでなく介護者のQOL維持を考えた場合，おむつや排泄用具の使用がやむをえないこともある。排泄用具は漏れの量と ADL に合わせて選ぶことが基本である。

　ADLレベルから排泄用具の適応がわかる「ADLレベルと排泄用具適応図」[1] がある（図 3）[2]。対象者の ADL レベルと排泄用具をマッチングさせ，誰でも容易に選択できる図である。

　排泄用具選択に有用なツールとして，「MOCKY 式排泄用具選択の ADL フローチャート」がある（図 4）[3]。対象者の残存能力を活かすために ADL に加えて，住環境や人的介護環境を含めて評価するフローチャートで，座位保持能力の確認からスタートし，移動，移乗，衣服の着脱を分岐項目に設定，最終的にトイレ／ベッドサイド／ベッド上のいずれかの排泄場所と使用に適する排泄用具群，ならびに吸収物品群の選定を可能にしている。また，特定のフローを通った場合には，その分岐項目ごとにチェックボックスにチェックを入れ，住環境・人的介護環境・その他の福祉用具など具体策を確認シートで別途検討できる[3]。2つのアルゴリズムから構成され，フローチャートを利用して簡便に排泄用具や吸収用具を選択できる。

排泄（尿）に対する対応としては，おむつがもっとも使用されている。おむつにはさまざまな種類があり，サイズや吸収力，価格など，目的に応じた製品を選ぶことが必要である。実際のおむつを使用する目的と照らし合わせ，適切なものを選ぶことが推奨される。

おむつの漫然とした使用は，本人の排泄意欲を失わせ，排泄習慣を喪失させてしまい，寝たきり状態のきっかけになることもある。おむつの適応であるかどうかをみきわめ，安易なおむつの使用は避けるべきである。おむつが濡れたままの状態はなるべく短くするよう，排尿したらすぐ交換するようにすることが理想である。

一般的には外側でパッドを抑えるもの（アウター）とその中に入るパッド（インナー）に分かれる。少量の漏れであれば，インナーのみで普段使用している下着で抑えることも可能である。漏れの量が多いときには，インナー1枚，アウター1枚で使用する。

ADLからの選び方としては，基本的には寝たきりであればテープタイプ，動ける人にはパンツタイプを選ぶことが多い。

おむつの選び方について図5[4]に示す。おむつ以外の排泄用具や排泄補助器具などもあるので，専門医，介護者，ケアマネジャーと相談のうえ目的に合ったものを使用するようにする[5]。

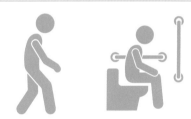

レベルA：歩いて移動ができる人の用具
- 便器・便座
- 装着式集尿器
- 尿パッド／失禁対応パンツ／紙おむつパンツ型

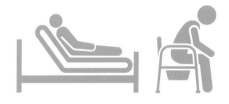

レベルB：座ることができる人の用具
- ポータブルトイレ
- 尿瓶
- 手持ち式集尿器
- 失禁パンツ／尿パッド／紙おむつパンツ型
- 装着式集尿器

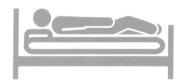

レベルC：寝たきりで座れない人の用具
- おむつ／パッド／おむつカバー
- 装着型集尿器
- 床上便器
- 自動排泄処理装置

図3　ADLレベルと排泄用具適応図
NPO法人日本コンチネンス協会. 排泄用具の活用：用具の選び方、使い方.
（https://www.jcas.or.jp/ 排泄用具の活用）を参考に作図

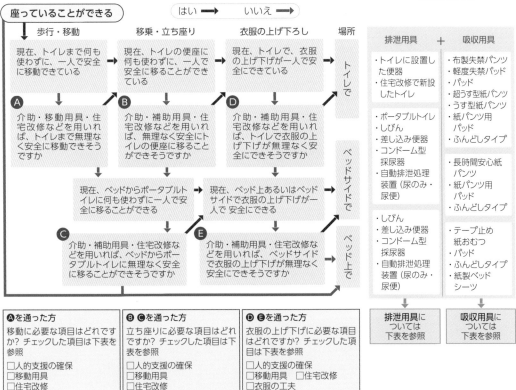

排泄用具選択のADLフローチャート ＜MOCKY式＞

座っていることができる　はい ➡　いいえ ➡

歩行・移動	移乗・立ち座り	衣服の上げ下ろし	場所
現在、トイレまで何も使わずに、一人で安全に移動できている	現在、トイレの便座に何も使わずに、一人で安全に移ることができている	現在、トイレで、衣服の上げ下げが一人で安全にできている	トイレで

Ⓐ → Ⓑ → Ⓓ →

| 介助・移動用具・住宅改修などを用いれば、トイレまで無理なく安全に移動できそうですか | 介助・補助用具・住宅改修などを用いれば、無理なく安全にトイレの便座に移ることができそうですか | 介助・補助用具・住宅改修などを用いれば、トイレで衣服の上げ下げが無理なく安全にできそうですか |

| 現在、ベッドからポータブルトイレに何も使わずに一人で安全に移ることができる | 現在、ベッド上あるいはベッドサイドで衣服の上げ下げが一人で安全にできる | ベッドサイドで |

Ⓒ Ⓔ

| 介助・補助用具・住宅改修などを用いれば、ベッドからポータブルトイレに無理なく安全に移ることができそうですか | 介助・補助用具・住宅改修などを用いれば、ベッドサイドで衣服の上げ下げが無理なく安全にできそうですか | ベッド上で |

排泄用具 ＋ 吸収用具

排泄用具	吸収用具
・トイレに設置した便器 ・住宅改修で新設したトイレ	・布製失禁パンツ ・軽度失禁パッド ・パッド ・超うす型紙パンツ ・うす型紙パンツ ・紙パンツ用パッド ・ふんどしタイプ
・ポータブルトイレ ・しびん ・差し込み便器 ・コンドーム型採尿器 ・自動排泄処理装置（尿のみ・尿便）	・長時間安心紙パンツ ・紙パンツ用パッド ・ふんどしタイプ
・しびん ・差し込み便器 ・コンドーム型採尿器 ・自動排泄処理装置（尿のみ・尿便）	・テープ止め紙おむつ ・パッド ・ふんどしタイプ ・紙製ベッドシーツ

排泄用具については下表を参照　　吸収用具については下表を参照

Ⓐを通った方
移動に必要な項目はどれですか？ チェックした項目は下表を参照
□人的支援の確保
□移動用具
□住宅改修

Ⓑ Ⓒを通った方
立ち座りに必要な項目はどれですか？ チェックした項目は下表を参照
□人的支援の確保
□移動用具
□住宅改修

Ⓓ Ⓔを通った方
衣服の上げ下げに必要な項目はどれですか？ チェックした項目は下表を参照
□人的支援の確保
□移動用具　□住宅改修
□衣服の工夫

必要なものを確認し、ケアプランに反映しましょう

人的支援の確保
□家族で対応
□介護保険サービスで対応
□それ以外で対応

衣服の工夫
□手持ちの衣類をリフォーム
　＊ワンタッチテープへ変更、チックにリングを付ける、等
□オープンスウェット
□夜間の寝衣の選択
　＊パジャマが良いか、寝巻きが良いか、等

住宅改修
介護保険 住宅改修の対象範囲
□手すりの取り付け
□段差の解消
□床・通路面の材料変更
□引き戸等への扉の取り替え
□洋式便器等への便器の取り替え
□上記の改修に付帯する工事

介護保険外の住宅改修
□トイレの新設

移動・補助用具
福祉用具貸与の対象品目
□歩行補助杖（1本杖以外）
□歩行器
□車いす、その付属品（要介護2以上の方のみ）
　＊廊下の幅、トイレの面積など考慮しましょう
□特殊寝台、その付属品（要介護2以上の方のみ）
□体位変換器
□手すり（工事を伴わないもの）
□スロープ（工事を伴わないもの）
□移動用リフト（要介護2以上の方のみ）

介護保険外の用具
□1本杖
□車いす（要介護2未満の方）
□ベッド（要介護2未満の方）

排泄用具
福祉用具貸与の対象品目
□自動排泄処理装置
　＊「尿のみ」「尿便に対応（要介護4・5の方のみ）」があります
　＊「尿のみ」には「手持ち式」と「装着式」があり、車いすでも使用できるものがあります

特定福祉用具販売の対象品目
□腰掛便座（ポータブルトイレや立ち上がり補助便座）
　＊ポータブルトイレは「高さ調節機能付き」や、横移乗する場合は「アームサポートはね上げ式」が便利

介護保険外の用具
□しびん
　＊排尿後の尿こぼれが心配な場合は「逆流防止機能付き」が便利
□コンドーム型採尿器
　＊ペニスの長さが3cm以上の方が対象。敏感肌の方は医療職と相談しましょう
□差し込み便器

吸収用具
選んだ吸収用具はどれですか？
□布製失禁パンツ
□超うす型紙パンツ
□うす型紙パンツ
□長時間安心紙パンツ
□軽度失禁パッド
□パンツ用パッド
□パッド
□テープ止め紙おむつ
□ふんどしタイプ
□紙製ベッドシーツ

自治体のおむつサービスの該当品はありますか？
□はい
□いいえ
　＊おむつの選択について迷った場合はNPO法人日本コンチネンス協会、各社おむつメーカーのお客様相談室、ドラッグストアや介護ショップなどに聞いてみましょう

図4　MOCKY式排泄用具選択のADLフローチャート
牧野美奈子.これでわかる「トイレ・排泄用品」の選び方、使い方の基礎知識. トイレ・排泄用品編
(https://www.hcr.or.jp/cms/wp-content/uploads/howto_2020_2_3.pdfより許可を得て掲載)

1) フローチャート

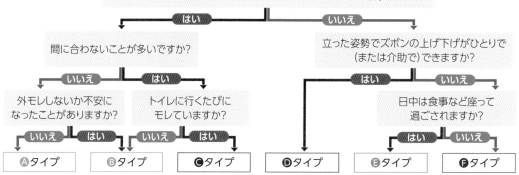

ひとりで（または介助で）トイレに（またはポータブルトイレに）行きますか？

はい / **いいえ**

間に合わないことが多いですか？

いいえ / **はい**

立った姿勢でズボンの上げ下げがひとりで（または介助で）できますか？

はい / **いいえ**

外モレしないか不安になったことがありますか？

トイレに行くたびにモレていますか？

日中は食事など座って過ごされますか？

いいえ / **はい**　　**いいえ** / **はい**　　**はい** / **いいえ**

Ⓐタイプ　**Ⓑタイプ**　**Ⓒタイプ**　　**Ⓓタイプ**　**Ⓔタイプ**　**Ⓕタイプ**

2) タイプ別の説明

Ⓐタイプ 少し漏れる方，予防的に使う方はこちらがお勧めです。

失禁パッド（吸水量の少ないパッド）　＋　布製の専用ショーツ

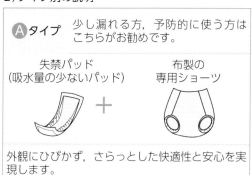

外観にひびかず，さらっとした快適性と安心を実現します。

Ⓓタイプ 車椅子移動や歩行のリハビリテーションをされている方で，モレない安心感を求める方。

パンツ用パッド（吸水量の少ないパッド）　＋　厚型パンツ

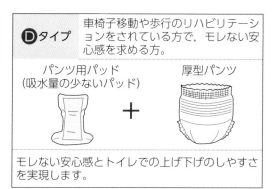

モレない安心感とトイレでの上げ下げのしやすさを実現します。

Ⓑタイプ まめに交換できない方や外モレ不安がある方はこちらがお勧めです。

失禁ガード（吸水量の少ないパッド）　＋　布製の専用ショーツ

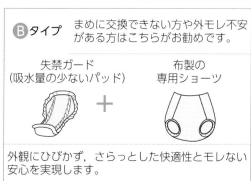

外観にひびかず，さらっとした快適性とモレない安心を実現します。

Ⓔタイプ ベッド上で過こす時間が長いですが，日中は座って過ごされる方。

尿とり用パッド（吸水量の多いパッド）　＋　テープ型

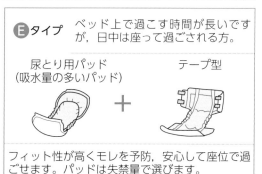

フィット性が高くモレを予防，安心して座位で過ごせます。パッドは失禁量で選びます。

Ⓒタイプ トイレに間に合わないことがあり，パッドだけでは不安な方はこちらがお勧めです。

パンツ用パッド（吸水量の少ないパッド）　＋　薄型パンツ

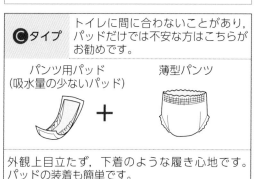

外観上目立たず，下着のような履き心地です。パッドの装着も簡単です。

Ⓕタイプ ベッド上で寝て過ごす時間が長く，モレない安心感を求める方。

尿とり用パッド（吸水量の多いパッド）　＋　テープ型

パッドの使い分けで，モレない安心感と快適性，夜間安眠を実現します。

図 5　**おむつの選び方**
渡邉順子．オムツ・パッドの選択．泌尿器ケア 2006；11：129-138．より一部改変

・文献・

1）石井賢俊，西村かおる．らくらく排泄ケア：自立を促す排泄用具選びのヒント．メディカ出版；2002．
2）NPO法人日本コンチネンス協会．排尿用具の活用：用具の選び方，使い方．https://www.jcas.or.jp/排尿用具の活用
3）牧野美奈子．これでわかる「トイレ・排泄用品」の選び方，使い方の基礎知識．トイレ・排泄用品編．https://www.hcr.or.jp/cms/wp-content/uploads/howto_2020_2_3.pdf
4）渡邉順子．オムツ・パッドの選択．泌尿器ケア 2006；11：129-138．
5）名古屋大学排泄情報センター，名古屋大学大学院医学研究科病態外科学講座泌尿器科学．快適な排泄をサポートする排泄ケアマニュアル．2007．https://www.med.nagoya-u.ac.jp/haisetsu/haisetsu-care.pdf

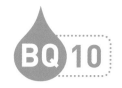

下部尿路機能障害を有するフレイル高齢者，認知機能低下高齢者が，施設入所の際に問題となることは何か？

要約

- 尿失禁，頻尿，夜間頻尿を有するフレイル高齢者，認知機能低下高齢者では転倒・骨折をきたすことがある。 エビデンスレベル E-1b
- 尿道カテーテルによる排尿管理が必要な患者は，入所する施設が限定される場合があることを考慮する。 Consensual recommendation
- 不適切な排尿ケアによって，ADLや認知機能の低下，皮膚トラブル，尿路感染症ひいては QOL の低下をきたすことがある。 エビデンスレベル E-2

文献検索と採用の流れ

　本BQでは，フレイル高齢者，認知機能低下高齢者の下部尿路機能障害と施設入所の観点から文献検索を行い，下部尿路機能障害を有するフレイル高齢者，認知機能低下高齢者の施設入所の際の問題をあげた。frailty, frail elderly, geriatric assessment, dementia, cognitive dysfunction, lower urinary tract dysfunction, daily life intervention, facility などをキーワードとして，Medline，医学中央雑誌，Cochran Library により論文検索を行ったが適当な論文がなく，ハンドサーチ論文 8 編から 6 編を採用した。

|解説|

　フレイルのアウトカムの一つとして，転倒・骨折があげられる[1]。フレイル高齢者，認知機能知能低下高齢者のみを対象とはしていないが，尿失禁と転倒の関係が以前から報告されている[2,3]。また，国内外の疫学調査の結果から，2回あるいは3回以上の夜間頻尿があると転倒や骨折のリスクが高くなり，死亡率も増加することが報告されている[4]。フレイル高齢者，認知機能低下高齢者では，施設入所に際して，環境の変化などによって転倒発生のリスクが高くなることが予測されるため，転倒を予防するだけでなく，衝撃吸収マットやヒッププロテクターなどで転倒しても骨折しないような対策も必要である。

　下部尿路機能障害のなかでも尿閉に対する尿道カテーテル管理が必要な場合は，入所可能な施設が限定される問題がある。主な尿道カテーテル管理は尿道留置カテーテルと間欠導尿の2つある。尿道留置カテーテルでは，定期的な交換の施行者の調整（たとえば，前立腺肥大症などで医師による交換が必要な場合など），閉塞時や自己抜去時の対応など，また間欠導尿では，施行回数などの管理上の問題（看護師が日中のみ勤務する施設では夜間の導尿対応が困難である）がある。また間欠導尿は，尿道留置カテーテルと比較して，フレ

イル高齢者，認知機能低下高齢者において合併症は少ないことから推奨されるが，施設の種類，夜間の人員体制などの理由から施設入所の際には，尿道留置カテーテルを選択せざるをえないこともしばしばある。長期に尿道留置カテーテルを使用する場合，合併症の観点から膀胱瘻が望ましいが，造設時の侵襲や定期的なカテーテルの交換や閉塞時や自己抜去時の対応など，尿道留置カテーテルよりも対応が難しいため入所管理できる施設は限定される。

　1999 年に実施された排尿障害の実態調査で，施設などでの尿道留置カテーテルやおむつの不適切な使用が報告された[5]。2013 年にも同様の調査が行われ，その実態は改善されていなかった[6]。不適切な排尿ケアは，ADL・認知機能の低下や皮膚トラブル，尿路感染症ひいてはQOL低下といった問題がある。たとえば，不要な尿道留置カテーテルによりトイレへの移動・移乗を行わないことによるADLの低下と，それに伴う認知機能低下がある。また，おむつの不適切な使用は皮膚トラブルの要因となる。尿道留置カテーテル，おむつともに尿路感染症のリスクを伴うことは明らかである。それらによってQOLが低下する。

　現場では，下部尿路機能障害を有するフレイル高齢者，認知機能低下高齢者が施設入所する際に問題となることは多々想定される。今後，エビデンスの集積が期待される。

•文献•

1）荒井秀典（編集主幹）／長寿医療研究開発費事業（27-23）：要介護高齢者，フレイル高齢者，認知症高齢者に対する栄養療法，運動療法，薬物療法に関するガイドライン作成に向けた調査研究班（編）．フレイル診療ガイド 2018 年版．ライフ・サイエンス；2018.

2）Tinetti ME, Inouye SK, Gill TM, et al. Shared risk factors for falls, incontinence, and functional dependence. Unifying the approach to geriatric syndromes. JAMA 1995; 273: 1348-1353. PMID: 7715059

3）Tromp AM, Smit JH, Deeg DJ, et al. Predictors for falls and fractures in the Longitudinal Aging Study Amsterdam. J Bone Miner Res 1998; 13: 1932-1939. PMID: 9844112

4）日本排尿機能学会／日本泌尿器科学会（編）．夜間頻尿診療ガイドライン 第 2 版．リッチヒルメディカル；2020.

5）後藤百万，吉川羊子，小野佳成ほか．老人施設における高齢者排尿管理に関する実態と今後の戦略—アンケート及び訪問聴き取り調査．日神因性膀胱会誌 2001; 12: 207-222.

6）吉田正貴，野尻佳克，大菅陽子ほか．高齢者排尿障害に対するケアの現状．日老泌尿会誌 2013; 26: 115-118.

II

Clinical Question (CQ)

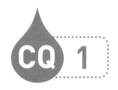

CQ 1　フレイル高齢者，認知機能低下高齢者の過活動膀胱の治療にどのような薬剤が推奨されるか？

要約

● フレイル高齢者，軽度認知機能低下高齢者の過活動膀胱の薬物治療には，抗コリン薬，あるいは交感神経 β_3 作動薬（β_3 作動薬）の投与が推奨される。　エビデンスレベル 1，推奨レベル A

● 明らかな認知機能障害を有する高齢者，あるいは他疾患に対して抗コリン作用を有する薬剤を服用している高齢者，および男性患者では，β_3 作動薬を優先することが望ましい。　エビデンスレベル 4，推奨レベル B

● 抗コリン薬のなかで経口オキシブチニンは脳血管関門を通過し，認知機能障害を起こすことが報告されており，使用を避けるよう推奨される。　エビデンスレベル 2，推奨 レベル A

● 前立腺肥大症に合併した過活動膀胱を有するフレイル高齢者，認知機能低下高齢者に対しては，受容体サブタイプ選択性の交感神経 α_1 遮断薬，あるいはホスホジエステラーゼ 5 阻害薬の投与を優先することが推奨される。　エビデンスレベル 1，推奨レベル A

文献検索と採用の流れ

　本CQでは，高齢者に対する過活動膀胱治療薬のフレイル，認知機能に対する影響の観点から文献検索を行い，過活動膀胱を有するフレイル高齢者，認知機能低下高齢者に対する治療薬を推奨した。frailty，frail elderly，geriatric assessment，dementia，cognitive dysfunction，urinary bladder，overactive bladder，muscarinic，anticholinergic，mirabegron，vibegron などをキーワードとして，Medline，Cochrane Library，医学中央雑誌により論文検索を行った。211 編から 31 編を抽出し，そのうち 26 編を採用した。

| 解説 |

　抗コリン薬，β_3 作動薬の過活動膀胱に対する有効性については十分なエビデンスがあり，「過活動膀胱診療ガイドライン 第 2 版」[1]においても，女性あるいは前立腺肥大症の合併のない男性過活動膀胱患者に対しては標準選択薬として推奨され，75 歳以上の高齢者に対しても同様の有効性が示されている。また「過活動膀胱診療ガイドライン 第 2 版」[1]，および「男性下部尿路症状・前立腺肥大症診療ガイドライン」[2]において，前立腺肥大症を有する男性過活動膀胱患者に対しては，初期治療としては交感神経 α_1 遮断薬，あるいはホス

ホジエステラーゼ5阻害薬が推奨され，初期治療により効果不良な場合には抗コリン薬，あるいはβ_3作動薬の追加併用治療が推奨されている。高齢男性では，排尿障害の自覚症状を伴わなくても前立腺肥大症を有することがあり，また男女とも高齢者では膀胱収縮機能が低下していることも多く，抗コリン薬は尿排出障害を悪化させるリスクがあることから，β_3作動薬のほうがより安全性が高いと考えられる。これら薬剤の高齢者に対する一般的な副作用については，非高齢者と比較して明らかな差がないことが報告されている（「過活動膀胱診療ガイドライン第2版」[1]）。他方，過活動膀胱治療薬，特に抗コリン薬については認知機能に対する影響が危惧されており，「高齢者の安全な薬物療法ガイドライン2015」[3]では，過活動膀胱治療薬のうち抗コリン薬は認知機能障害のリスクの観点から「特に慎重な投与を要する薬剤」に分類され，経口オキシブチニンは「可能な限り使用せず，代替薬として他のムスカリン受容体拮抗薬を使用すること」が推奨されている。ただし，オキシブチニン経皮吸収型製剤（貼付剤）については言及されていない。近年まで過活動膀胱治療薬のフレイル，認知機能に及ぼす影響に関しては十分な検討が行われていなかった。また，α_1遮断薬については，「高齢者の安全な薬物療法ガイドライン2015」[3]では，サブタイプ非選択性のテラゾシン，プラゾシン，ウラピジル，ドキサゾシンは起立性低血圧・転倒のリスクから「特に慎重な投与を要する薬物のリスト」に含まれ，「可能な限り使用を控えること」が推奨され，シロドシン，タムスロシン，ナフトピジルは「開始を考慮すべき薬剤」として推奨されている。

　抗コリン薬の認知機能に対する影響については，非ランダム化試験あるいはプラセボを用いたランダム化試験による検討が行われている。抗コリン薬の認知機能への影響を検討した非ランダム化試験では，健常高齢者あるいは軽度認知機能低下高齢者に対して，イミダフェナシン[4,5]，ソリフェナシン[6,7]，フェソテロジン[8]，トルテロジン[9]投与による認知機能の変化について検討している。多くの報告は投与期間2〜12週と比較的短期間で，長谷川式簡易知能評価スケール，MMSEスコアなどを用いて検討し，有意な認知機能の変化はなかったと報告している。65歳以上の過活動膀胱患者168人（11.9％の認知症を含む）に対して，ダリフェナシン，経口オキシブチニン，トルテロジン，トロスピウム，いずれかの抗コリン薬を投与し，6ヵ月間経過観察した研究では，MMSEによる認知機能検査においてダリフェナシン群のみ有意なスコア低下を認めたと報告している[10]。長期の観察研究では，軽度認知機能障害を有する過活動膀胱患者187人にイミダフェナシンを投与し，1年の観察期間でMMSEによる認知機能の評価では有意な変化はなく，また軽度認知機能低下から認知症への移行率は3.6％/年であったものの，疫学調査により報告される認知症への自然移行率（6.8〜16.1％/年）を超えるものではなかったことから，イミダフェナシンの認知機能への明らかな影響はないものと結論されている[11]。

　Waggらによるランダム化クロスオーバー試験では，軽度認知機能障害を有する75歳以上の26人に対して，ソリフェナシン，経口オキシブチニン，あるいはプラセボを投与し，両薬剤の投与後短時間での認知機能への影響を検討している。内服後最高血中濃度に達する時間での検討で，ソリフェナシン投与前と投与後6時間，経口オキシブチニン投与前と投与後2時間について，cognitive drug research（CDR）computerized testingで認知機能

評価（5領域の認知機能の検討）を行ったところ，両薬剤とも5領域のすべてにおいて有意な変化を示さなかったが，より幅広い時間帯での検討では，オキシブチニンはプラセボに比べて認知機能5領域中2領域で有意な低下がみられたと報告している[12]。平均年齢68歳の過活動膀胱患者152人に，オキシブチニンジェル，経口オキシブチニン，プラセボを用いたランダム化試験による検討では，投与後1週において，オキシブチニンジェルはプラセボに比べて認知機能に変化はなかったが，経口オキシブチニンではプラセボに対して認知機能の有意な低下がみられたと報告している[13]。その他のランダム化試験においては，65歳以上のボランティア129人（認知機能障害なし，あるいは軽度認知機能低下）に，ダリフェナシンあるいはプラセボを投与し，2週後の認知機能に有意差はなかったことが報告されている[14]。また，高齢過活動膀胱患者61人に，フェソテロジンあるいはプラセボを12週投与した検討でも，MMSEスコアに有意差がなかった[15]。他方，75歳以上の過活動膀胱患者15人に対して，抗コリン薬（ソリフェナシン，イミダフェナシン，トルテロジン）を投与し，長谷川式簡易知能評価スケール，MMSEを用いて投与開始前，投与後2〜4週，6〜8週，14〜16週に認知機能を評価したところ，2人（トルテロジン，イミダフェナシン）で認知機能低下がみられ，β_3作動薬ミラベグロンへの薬剤変更によって改善したことが報告されている[16]。

　また，経口オキシブチニン，トルテロジン，フェソテロジン，プロピベリン，ソリフェナシン，ダリフェナシン，トロスピウムなどの過活動膀胱治療薬の中枢神経系への影響を検討したシステマティックレビュー・メタ解析においては，明らかな認知機能に対する副作用を結論づけることは難しいとの報告もあるが[17]，一方で脳血管関門を通過しやすいオキシブチニンは認知機能障害のリスクがあるとの報告もある[18]。

　β_3作動薬については，高齢者に対する有効性と安全性に関する報告は少ないが，平均77歳の脳血管障害，パーキンソン病，あるいは認知症を有する過活動膀胱患者44人にミラベグロンを投与した報告では，12週の評価で症状の改善が得られ，副作用は軽度であったと報告された[19]。また，ランダム化試験により65歳以上の過活動膀胱患者に対して，ミラベグロンとプラセボを12週投与し有効性と安全性を検討した試験では，認知機能をMontreal Cognitive Assessment（MoCA）を用いて評価したところ，治療前と比較して認知機能に有意な変化はなかったと報告されている[20]。最近，過活動膀胱治療において認知症の発症に関する抗コリン薬とミラベグロンの比較試験が行われ，抗コリン薬のほうがミラベグロンに比較して認知症の新規発症のリスクが高いことが報告されている（オッズ比1.23，95%CI 1.12-1.35）[21]。

　過活動膀胱を有する65歳以上の軽度認知機能低下を伴うフレイル高齢者562人に対して，フェソテロジンとプラセボを12週投与したランダム化試験では，フェソテロジンによるVulnerable Elders Survey（VES-13），MMSEでそれぞれフレイル，認知機能において有意な変化がみられなかったと報告された[22]。また，過活動膀胱を有するフレイル高齢者22人に対して，ミラベグロン，経口オキシブチニン，トルテロジン，トロスピウム，ソリフェナシン，ダリフェナシンのいずれかを投与し，Timed Up and Go Test（TUGT）を用いて評価したところ，投与前後でTUGTに変化は認められなかった[23]。

表8　過活動膀胱に使用される主な薬剤

薬剤	用法・用量
抗コリン薬	
オキシブチニン	1回2〜3mgを1日3回経口服用
オキシブチニン経皮吸収型製剤	貼付剤1枚(オキシブチニン73.5mg/枚含有)を1日1回, 1枚を下腹部,腰部または大腿部のいずれかに貼付
プロピベリン	20mgを1日1回経口服用, 20mgを1日2回まで増量可
トルテロジン	4mgを1日1回経口服用
ソリフェナシン	5mgを1日1回経口服用, 1日10mgまで増量可
イミダフェナシン	1回0.1mgを1日2回,朝食後および夕食後に経口服用 1回0.2mg, 1日2回まで増量可
フェソテロジン	4mgを1日1回経口服用, 1日8mgまで増量可
β_3アドレナリン受容体作動薬(β_3作動薬)	
ミラベグロン	50mgを1日1回食後に経口服用
ビベグロン	50mgを1日1回食後に経口服用

　高齢者に対する薬剤選択においてポジティブ・ネガティブの両面を勘案して有用な薬剤を提唱する，という提案が行われている（fit for the aged：FORTA分類）。LUTS関連薬剤についても国際禁制学会などに所属するエキスパートパネルにより，高齢者に対する有効性・安全性の面から推奨薬剤の検討が行われ，2015年に過活動膀胱治療薬のFORTA分類が公表された[24]。Class A（有効性／安全性の面から不可欠な薬剤）に分類される薬剤はなく，フェソテロジンのみがClass B（高齢者における有効性は明らかであるが安全性に懸念がある薬剤）であった。なお，これらの分類は公表時に発表されている論文などのエビデンスに基づいてエキスパートにより推奨されたもので，β_3作動薬に関する検討は含まれておらず，抗コリン薬もそれ以降のエビデンスは参考とされていない。なお，最近日本版FORTA（JAPAN-FORTA）[25]も公表された。

　以上より，抗コリン薬，β_3作動薬は軽度認知機能低下高齢者に対して認知機能を悪化させるという報告は少ないが，経口オキシブチニンは他の抗コリン薬に比較して脳血管関門を通過しやすく，認知機能を障害する可能性も示唆されているため高齢者への投与には注意を要する。それ以外の抗コリン薬では，軽度認知機能低下高齢者への投与で，明らかな認知機能の悪化作用に関する十分なエビデンスは示されていないが，認知機能悪化症例の報告が散見されている。高齢者におけるポリファーマシーが問題となっており，複数の抗コリン作用を有する薬剤の内服によるanticholinergic burden（ACB），すなわち抗コリン作用負荷の大きい患者，あるいは明らかな認知症高齢者においては，抗コリン薬の使用は避け，β_3作動薬を標準治療薬として投与することが推奨される。Yoshidaらは過活動膀胱治療とACBスケールの関係を調査し，過活動膀胱患者は非過活動膀胱患者に比べてACBスケールが高かったが，ミラベグロンのみが処方されている患者では過活動膀胱治療薬の抗コリン薬が処方されている患者よりACBスケールが低かったことを報告している[26]。抗コリン負荷の観点から考えると，β_3作動薬（ミラベグロン）は抗コリン薬の代替薬にな

りうることを示唆している[26]。過活動膀胱治療薬のフレイルへの影響に関する報告は少ないが，少数の報告によれば過活動膀胱治療薬のフレイルへの影響はみられていない[22,23]。前立腺肥大症を有する男性で過活動膀胱を合併した場合，サブタイプ選択性の交感神経 a_1 遮断薬，あるいはホスホジエステラーゼ 5 阻害薬の投与が優先されるが，これら薬剤のフレイル，あるいは認知機能に対する明らかな影響については現時点では示されていない。なお，過活動膀胱に使用する主な薬剤について表 8 に示した。なお，下部尿路機能障害に関する各種ガイドラインでの推奨グレードは，オキシブチニンは B*，それ以外の薬剤は A* となっている。(*下部尿路機能障害に関する各種ガイドラインでの推奨グレードについては，p. 44 を参照願いたい。)

・文献・

1) 日本排尿機能学会/過活動膀胱診療ガイドライン作成委員会(編). 過活動膀胱診療ガイドライン 第 2 版. リッチヒルメディカル；2015.
2) 日本泌尿器科学会(編). 男性下部尿路症状・前立腺肥大症診療ガイドライン. リッチヒルメディカル；2017.
3) 日本老年医学会/日本医療研究開発機構研究費・高齢者の薬物治療の安全性に関する研究研究班(編). 高齢者の安全な薬物療法ガイドライン 2015. メジカルビュー社；2015.
4) 榊原隆次, 舘野冬樹, 矢野仁ほか. 過活動膀胱患者における尿意と脳機能に対するイミダフェナシンの影響：リアルタイム NIRS-ウロダイナミクス同時測定による検討. 自律神経 2012; 49: 180-185.
5) 榊原隆次, 舘野冬樹, 矢野仁ほか. 神経疾患に伴う過活動膀胱 (OAB) と認知機能に対するイミダフェナシンの安全性と効果. 臨床泌尿器科 2012; 66: 775-781.
6) 小林晴希. 高齢在宅要介護過活動膀胱患者に対するコハク酸ソリフェナシンの有効性と自立度, 認知機能への影響. 日排尿会誌 2011; 22: 277-282.
7) 町田恵子, 小林俊光, 宗政博. 過活動膀胱に対するコハク酸ソリフェナシン (ベシケア)投与例における認知機能障害への影響の検討：「ベシケア錠認知機能障害患者に対する特定使用成績調査」結果報告. 泌尿器外科 2012; 25: 199-208.
8) 実形剛樹, 泉直子, 大島純一ほか. 過活動膀胱に対するフェソテロジン (トビエース錠)の使用実態下における安全性と有効性：使用成績調査. Prog Med 2018; 38: 1241-1256.
9) 森健一, 野口満, 畑田鉄平ほか. 高齢 OAB 患者におけるトルテロジン内服治療の有効性と認知機能への影響. 新薬と臨牀 2008; 57: 1982-1986.
10) Esin E, Ergen A, Cankurtaran M, et al. Influence of antimuscarinic therapy on cognitive functions and quality of life in geriatric patients treated for overactive bladder. Aging Ment Health 2015; 19: 217-223. PMID: 25555041
11) Sakakibara R, Hamano H, Yagi H. Cognitive safety and overall tolerability of imidafenacin in clinical use: A long-term, open-label, post-marketing surveillance study. Low Urin Tract Symptoms 2014; 6: 138-144. PMID: 26663594
12) Wagg A, Dale M, Tretter R, et al. Randomised, multicentre, placebo-controlled, double-blind crossover study investigating the effect of solifenacin and oxybutynin in elderly people with mild cognitive impairment: the SENIOR study. Eur Urol 2013; 64: 74-81. PMID: 23332882
13) Kay GG, Staskin DR, MacDiarmid S, et al. Cognitive effects of oxybutynin chloride topical gel in older healthy subjects: a 1-week, randomized, double-blind, placebo- and active-controlled study. Clin Drug Investig 2012; 32: 707-714. PMID: 22909146
14) Lipton RB, Kolodner K, Wesnes K. Assessment of cognitive function of the elderly population: effects of darifenacin. J Urol 2005; 173: 493-498. PMID: 15643227
15) Wagg A, Khullar V, Marschall-Kehrel D, et al. Flexible-dose fesoterodine in elderly adults with overactive bladder: results of the randomized, double-blind, placebo-controlled study of fesoterodine in an aging population trial. J Am Geriatr Soc 2013; 61: 185-193. PMID: 23350833
16) 塩田隆子, 鳥本一匡, 百瀬均ほか. 後期高齢者における過活動膀胱治療薬 (抗コリン薬)服薬中の認知機能モニ

タリング. 日排尿会誌 2015; 25: 322-326.

17） Paquette A, Gou P, Tannenbaum C. Systematic review and meta-analysis: do clinical trials testing antimuscarinic agents for overactive bladder adequately measure central nervous system adverse events? J Am Geriatr Soc 2011; 59: 1332-1339. PMID: 21718264

18） Scheife R, Takeda M. Central nervous system safety of anticholinergic drugs for the treatment of overactive bladder in the elderly. Clin Ther 2005; 27: 144-153. PMID: 15811477

19） Chen SF, Kuo HC. Therapeutic efficacy of low-dose (25mg) mirabegron therapy for patients with mild to moderate overactive bladder symptoms due to central nervous system diseases. Low Urin Tract Symptoms 2019; 11: O53-O58. PMID: 29380517

20） Griebling TL, Campbell NL, Mangel J, et al. Effect of mirabegron on cognitive function in elderly patients with overactive bladder: MoCA results from a phase 4 randomized, placebo-controlled study (PILLAR). BMC Geriatr 2020; 20: 109. PMID: 32183741

21） Welk B, McArthur E. Increased risk of dementia among patients with overactive bladder treated with an anticholinergic medication compared to a beta-3 agonist: a population-based cohort study. BJU Int 2020; 126: 183-190. PMID: 32167223

22） Dubeau CE, Kraus SR, Griebling TL, et al. Effect of fesoterodine in vulnerable elderly subjects with urgency incontinence: a double-blind, placebo controlled trial. J Urol 2014; 191: 395-404. PMID: 23973522

23） Suskind AM, Kowalik C, Quanstrom K, et al. The impact of frailty on treatment for overactive bladder in older adults. Neurourol Urodyn 2019; 38: 1915-1923. PMID: 31286561

24） Oelke M, Becher K, Castro-Diaz D, et al. Appropriateness of oral drugs for long-term treatment of lower urinary tract symptoms in older persons: results of a systematic literature review and international consensus validation process (LUTS-FORTA 2014). Age Ageing 2015; 44: 745-755. PMID: 26104505

25） Pazan F, Gercke Y, Weiss C, et al. FORTA Raters. The JAPAN-FORTA (Fit fOR The Aged) list: Consensus validation of a clinical tool to improve drug therapy in older adults. Arch Gerontol Geriatr 2020; 91:104217. PMID: 32791361

26） Yoshida M, Kato D, Nishimura T, et al. Anticholinergic burden in the Japanese elderly population: Use of antimuscarinic medications for overactive bladder patients. Int J Urol 2018; 25: 855-862. PMID: 30069973

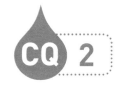

フレイル高齢者，認知機能低下高齢者における夜間頻尿に対して，どのような対処法が推奨されるか？

要約

● 夜間頻尿の病因は，夜間多尿，多尿，膀胱蓄尿障害，睡眠障害に分けられるが，対処においては，正確な病態を把握して対処法を選択することが推奨される。
Consensual recommendation

● フレイル高齢者，認知機能低下高齢者における夜間頻尿に特化した対処法に関するエビデンスはほとんどないため，「夜間頻尿診療ガイドライン第2版」[1]に沿った対処法が推奨される。 Consensual recommendation

● フレイル高齢者や認知機能低下高齢者の夜間頻尿の対処にあたっては，成人や一般高齢者に比べて，加齢による臓器予備能の低下による薬物動態の変化や服用率の低下，誤服用が起こりやすいため，薬物治療においては用量の調節や副作用の監視などへの注意が必要であり，非薬物治療から開始することが推奨される。
エビデンスレベル 4，推奨レベル A

文献検索と採用の流れ

　本CQでは，フレイル，認知機能低下高齢者に対する夜間頻尿の対処に関して文献検索を行い，frailty, frail elderly, geriatric assessment, dementia, cognitive dysfunction, nocturia, geriatric careなどをキーワードとして，Medline, Cochrane Library, 医学中央雑誌により論文検索を行った。150編から5編を抽出し，2編を採用した。

| 解 説 |

　夜間頻尿は下部尿路症状（LUTS）のなかでもっとも頻度が高く，加齢とともに有症率が増加する。また，夜間頻尿はLUTSのなかでも支障度が高く，フレイル高齢者や認知機能低下高齢者においては，トイレ介助の必要などから本人のみならず介護者のQOLも障害することがある。夜間頻尿に対する薬物治療を含めた対処法については，2020年に改訂された「夜間頻尿診療ガイドライン 第2版」[1]に詳細に示されている。フレイル高齢者，認知機能低下高齢者に特化した夜間頻尿に対する対処法が検討された報告はほとんどないため，基本的には前述のガイドライン[1]に沿って対処することが推奨される。

　夜間頻尿の病因は，夜間多尿，多尿，膀胱蓄尿障害，睡眠障害に分けられるが，多尿（1日を通じての尿量増加）の原因には水分過剰摂取や腎集合管での水再吸収障害による水利尿，糖尿病，ナトリウム負荷や利尿薬投与などによる浸透圧利尿がある。夜間多尿（夜間の尿量/24時間尿量：夜間多尿指数＞33％）の原因は，水分過剰摂取，抗利尿ホルモン日

内変動の異常，高血圧や心機能低下などの心血管性要因，睡眠時無呼吸症候群などの呼吸器疾患など多彩である。膀胱蓄尿障害は，過活動膀胱による蓄尿障害や，前立腺肥大症や膀胱収縮障害による尿排出障害に伴う残尿増加による機能的膀胱容量の減少などが原因となる。また，高齢者では睡眠障害の頻度が高く，原因は多彩で複合的であるため，その治療や対処には夜間頻尿の病態を正確に把握したうえでの治療選択がきわめて重要である。

　高齢者は多くの合併疾患や加齢による多臓器の機能低下を伴う可能性が高い。基本的には，通常の医学的治療の実施が難しいフレイル高齢者や認知機能低下高齢者に対しては，行動療法が第一選択として推奨される。「夜間頻尿診療ガイドライン 第2版」[1]では，多尿や夜間多尿については，夜間の飲水過多，アルコール・カフェイン摂取の回避などの飲水指導がグレードAとして推奨され，塩分過剰摂取の回避，運動療法はグレードBとして推奨されている。夕方の足浴が夜間頻尿と睡眠状態に与える影響について，対象7例と少数ではあるが，ランダム化クロスオーバー試験において夕方の40℃での10分間の足浴により夜間排尿量が減少して日中尿量が有意に増加し，夜間排尿回数は減少傾向となり，夜間覚醒回数は有意に減少したことが報告されている[2]。夜間多尿に対する薬物治療として，2020年4月に経口デスモプレシン（男性のみ）が薬事承認（保険適用）され，「夜間頻尿診療ガイドライン 第2版」[1]では他に利尿薬，非ステロイド性抗炎症薬（NSAIDs），三環系抗うつ薬が記載されているが，エビデンスレベルの高い薬剤は経口デスモプレシンのみ（男性のみに保険適用）である。しかし，デスモプレシンは低ナトリウム血症による重篤な副作用のリスクがあり，心不全，降圧が不十分な高血圧，慢性腎臓病，睡眠呼吸障害などの可能性のある患者には投与すべきでなく，さらに投与時は夕食以降の飲水制限も必要であることから，フレイル高齢者や認知機能低下高齢者への投与は十分に慎重であるべきと考えられる。

　過活動膀胱による蓄尿機能障害や，前立腺肥大症による残尿増加に伴う機能的膀胱容量の減少を病態とする夜間頻尿に対しては，それぞれの原疾患に対する薬物治療が初期治療となるが，これについてはCQ1（p.54），CQ4（p.65）を参照していただきたい。睡眠障害については「夜間頻尿診療ガイドライン第2版」[1]にも解説されているが，非薬物治療として生活指導から始め（就寝前の飲水制限，就寝前のアルコール・カフェイン摂取の回避，就寝1時間前・中途覚醒時の喫煙回避，就寝1時間前からの睡眠環境の整備，昼間に光を浴びる，朝一定時刻の起床，規則正しい食事習慣，入床1～2時間前の入浴あるいは足浴，昼食後30分の昼寝，夕方の軽運動），次に薬物治療を考慮する。睡眠薬の投与については「夜間頻尿診療ガイドライン第2版」[1]を参照されたいが，高齢者では薬物の代謝や排泄機能が低下し，持ち越し効果，蓄積を起こしやすいため，症状・副作用と薬物の半減期を考慮した処方が重要である。特に，フレイル高齢者や認知機能低下高齢者では記憶障害や行動異常，日中の活動量低下や筋弛緩作用による転倒・転落につながりやすく，睡眠薬を処方する際は副作用に注意しつつ，低用量からの投与が推奨される。

•文献•

1) 日本排尿機能学会/日本泌尿器科学会（編）. 夜間頻尿診療ガイドライン 第2版. リッチヒルメディカル；2020.
2) 小林たつ子，齊藤円，井口久美子ほか. 夕方の足浴が夜間頻尿高齢者の夜間排尿状態と睡眠状態に与える効果. 山梨県大看紀 2004; 16: 1-9.

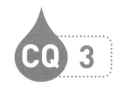

フレイル高齢者，認知機能低下高齢者の尿閉に対して，どのような対処法が推奨されるか？

要約

◆フレイル高齢者，認知機能低下高齢者の尿閉に対して，初期の対処としては短期の尿道カテーテル留置，あるいは清潔間欠導尿により尿閉状態を解除するよう推奨される。また，その後の排尿状態によって対処法を検討する。
エビデンスレベル 4，推奨レベル A

◆下部尿路閉塞が原因で，膀胱収縮機能が良好な場合には，外科的治療による根本治療を考慮するが，外科的治療が困難な場合には，薬物治療を行い，効果不良な場合には清潔間欠導尿による排尿管理を行う。 エビデンスレベル 4，推奨レベル A
いずれの治療も実施困難，効果不良の場合には尿道カテーテル留置，あるいは経皮膀胱瘻造設を行うよう推奨される。 エビデンスレベル 4，推奨レベル A

◆膀胱収縮障害のために尿閉の改善が得られない場合には，清潔間欠導尿を考慮し，不可能な場合には尿道カテーテル留置，あるいは経皮膀胱瘻造設を行うよう推奨される。 エビデンスレベル 4，推奨レベル A

文献検索と採用の流れ

　本CQでは，フレイル高齢者，認知機能低下高齢者の尿閉への対処に関して文献検索を行い，frailty, frail elderly, geriatric assessment, dementia, cognitive dysfunction, geriatric care, urinary retentionなどをキーワードとして，Medline, Cochrane Library，医学中央雑誌により論文検索を行った。203編から5編を抽出し，4編を採用したが，フレイル高齢者や認知機能低下高齢者に特化した尿閉に対する対処法を検討した研究はほとんどなく，十分なエビデンスに基づく対処法の推奨は難しいが，主に本ガイドライン作成委員による専門家の意見に基づいて対処法を推奨する。

|解説|

　尿閉の主な原因は，下部尿路閉塞と膀胱収縮障害に分けられる。また，尿閉の徴候は急性尿閉と慢性尿閉に分けられる。急性尿閉は膀胱が充満しているにもかかわらず排尿できない状態で，膀胱充満のため下腹部は膨隆して通常痛みを伴う。慢性尿閉は一般的には痛みはなく，膀胱には慢性的に多量の残尿を認め，尿勢は不良であるが尿流出はみられる。下部尿路閉塞の原因としては，男性における前立腺肥大症がもっとも一般的であるが，尿道狭窄など他の原因が男女ともにみられる。女性における高度な骨盤臓器脱も下部尿路閉塞による尿閉をきたすことがある。膀胱収縮障害の原因は多岐にわたり，糖尿病性ニュー

ロパチー，腰部椎間板ヘルニア，腰部脊柱管狭窄症，子宮がん・直腸がん手術での骨盤神経障害などに伴う末梢神経障害型の神経因性膀胱により起こることがある。また，明らかな神経疾患がなく，加齢により膀胱収縮機能が障害されることもあり，長期にわたる下部尿路閉塞で膀胱収縮機能が二次的に障害されることもある。脳，特に前頭葉の障害などの中枢神経の異常との関連も示唆されている。一般に，下部尿路閉塞による尿閉では，膀胱収縮機能が保たれていれば閉塞の解除により尿閉の改善が期待できるため，手術可能な患者では外科的治療が根本的な治療として推奨される。他方，膀胱収縮障害に対して，有効性を示す十分なエビデンスが得られている薬剤はなく，清潔間欠導尿が標準的治療となる。

　尿閉と診断された時点の対処法は，尿閉解除の一時的な対策として尿道カテーテル留置，あるいは清潔間欠導尿を行い，尿路感染が合併していれば抗菌薬による治療も行う。尿道カテーテル留置は，数日から1週間程度の短期間に留め，いったんカテーテルを抜去して排尿状態が回復するかどうかの確認を行う必要がある。認知機能低下高齢者では，カテーテルの自己抜去は尿道損傷を発生するリスクがあるので注意を要する。清潔間欠導尿は，膀胱機能のリハビリテーションとしての意義もあり，また排尿状態の回復を随時確認することができるという点で優れた対処法であるが，フレイルおよび要介護高齢者や認知機能低下高齢者では，自己導尿が困難であることが多く，その場合には医療者あるいは介護者が行う必要がある。

　尿道カテーテル留置，あるいは清潔間欠導尿による尿閉解除後に排尿状態の改善が得られない場合の対処法としては，長期尿道カテーテル留置，清潔間欠導尿，外科的治療，薬物治療が選択肢となる。長期尿道カテーテル留置は，尿路感染，尿道皮膚瘻形成，ADL低下のリスクがあり，できる限り回避すべきであるが，現実的には実施されていることが少なくない。Gurwitzらは介護施設（28施設）に1年以上入所している高齢者において，尿道カテーテル留置の留置率は4.8％で，49％が抜去されたが，その52.3％が再留置されたと報告している[1]。清潔間欠導尿は，手術治療の非適応例，薬物治療により十分な改善が得られない症例には優れた対処法であり，Lieuらは認知機能低下あるいはADL低下高齢女性に対する介護者による清潔間欠導尿の有効性と安全性を報告している[2]。しかし，現実的には，導尿を行う介護者の確保が難しく，清潔間欠導尿の実施や継続が困難な場合も少なくない。

　下部尿路閉塞が尿閉の原因で，膀胱収縮機能が良好な場合には，手術治療が根本的な治療であり，前立腺肥大症に対する経尿道的前立腺切除術，レーザーを用いた前立腺核出術や前立腺蒸散術などが適応となるが，合併症や高齢によるリスクのため標準手術が実施できない，いわゆるフレイル高齢者，認知機能低下高齢者に対しては，尿道ステント留置も適応となる。Sethiらは経尿道的前立腺切除術が実施困難なフレイル高齢者144人に対して，尿道ステント（メモカス®）を留置し，64％が自排尿を獲得できたと報告している[3]。坂元らは手術困難な前立腺肥大症高齢者36人に，尿道ステント（メモサーム®）を留置し，1年後80.8％でカテーテルから離脱したと報告している[4]。女性において骨盤臓器脱が下部尿路閉塞の原因となっている場合には，外科的治療を考慮し，手術困難な場合にはペッサリーの装着で改善が得られることがある。膀胱収縮障害による尿閉の場合は，閉塞解除

を行っても改善が難しく，また膀胱収縮機能を改善する薬剤はないため，清潔間欠導尿に
よる排尿管理が推奨される。清潔間欠導尿が難しい場合には，尿道カテーテル留置もやむ
をえない場合もあるが，長期尿道カテーテル留置では尿路感染は不可避であり，尿道皮膚
瘻形成などの合併症のリスクが高いので，経皮膀胱瘻造設が行われることがある。

前立腺肥大症による尿閉において手術困難なフレイル高齢者，認知機能低下高齢者に対
しては薬物治療が適応となり，これについてはCQ4（p.65）を参照されたい。

•文献•

1）Gurwitz JH, DuBeau C, Mazor K, et al. Use of indwelling urinary catheters in nursing homes: implications for quality improvement efforts. J Am Geriatr Soc 2016; 64: 2204-2209. PMID: 27640341
2）Lieu PK, Chia HH, Heng LC, et al. Carer-assisted intermittent urethral catheterisation in the management of persistent retention of urine in elderly women. Ann Acad Med Singap 1996; 25: 562-565. PMID: 8893931
3）Sethi K, Bozin M, Jabane T, et al. Thermo-expandable prostatic stents for bladder outlet obstruction in the frail and elderly population: an underutilized procedure? Investig Clin Urol 2017; 58: 447-452. PMID: 29124245
4）坂元宏匡，松田歩，新垣隆一郎ほか．尿道ステント（メモサーム®）の臨床的検討．泌尿紀要 2012; 58: 13-16. PMID: 22343737

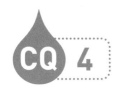

フレイル高齢者，認知機能低下高齢者の前立腺肥大症の治療には，どのような薬剤が推奨されるか？

要約

- 前立腺肥大症を有するフレイル高齢者，認知機能低下高齢者に対する治療薬は，「男性下部尿路症状・前立腺肥大症診療ガイドライン」[1]に従って選択されることが推奨される。 エビデンスレベル 1，推奨レベル A

- 初期治療薬としては，サブタイプ選択性の交感神経 α_1 遮断薬，あるいはホスホジエステラーゼ 5 阻害薬を投与し，初期治療の効果が不良な場合は，前立腺サイズが大きい症例には 5 α 還元酵素阻害薬を追加投与し，過活動膀胱症状が残存する症例には交感神経 β_3 作動薬，あるいは抗コリン薬を追加投与することが推奨される。 エビデンスレベル 1，推奨レベル A

文献検索と採用の流れ

本CQでは，高齢者に対する前立腺肥大症治療薬のフレイル，認知機能に対する影響の観点から文献検索を行い，前立腺肥大症を有するフレイル高齢者，認知機能低下高齢者に対する治療薬を推奨した。frailty, frail elderly, geriatric assessment, dementia, cognitive dysfunction, benign prostatic hyperplasia, drug, adrenergic, androgen, alpha reductase などをキーワードとして，Medline, Cochrane Library, 医学中央雑誌により論文検索を行った。288 編から 6 編を採用した。

| 解説 |

前立腺肥大症に対する薬物治療については，「男性下部尿路症状・前立腺肥大症診療ガイドライン」[1]において根拠に基づいた指針が示されている。前立腺肥大症は加齢とともに有病率が増加し，高齢者に多い疾患であることから，フレイル高齢者，認知機能低下高齢者においても有効性や一般的副作用は，ガイドラインの基準が該当すると考えて差し支えない。前立腺肥大症の治療薬には，交感神経 α_1 遮断薬，ホスホジエステラーゼ 5 阻害薬，5 α 還元酵素阻害薬，漢方薬・生薬などがあるが，初期治療薬としては，交感神経 α_1 遮断薬，ホスホジエステラーゼ 5 阻害薬が推奨され，初期治療の効果が不良な場合には，前立腺サイズが大きい症例（前立腺体積＞ 30 mL）には 5 α 還元酵素阻害薬を追加投与し，過活動膀胱症状が残存する症例には抗コリン薬，β_3 作動薬を追加投与することが推奨されている。それ以外の漢方薬や生薬についても，前述の薬剤に比較して科学的根拠に基づく推奨度は低いが，実臨床においては広く使用されている。「高齢者の安全な薬物療法ガイドライン 2015」[2]では，α_1 受容体サブタイプ非選択性のテラゾシン，プラゾシン，ウラピジル，ドキサゾシンは起立性低血圧・転倒のリスクから「特に慎重な投与を要する薬物のリスト」

に含まれ，「可能な限り使用せず，サブタイプ選択性 α_1 遮断薬を使用する」ことが推奨されている。他方，サブタイプ選択性 α_1 遮断薬であるシロドシン，タムスロシン，ナフトピジルは「開始を考慮すべき薬剤」として推奨されている。

　前立腺肥大症治療薬のフレイル，認知機能に対する影響についてはほとんど検討されておらず，「男性下部尿路症状・前立腺肥大症診療ガイドライン」[1]でも特に問題とされる記述はない。過活動膀胱を有する前立腺肥大症に対して，前立腺肥大症治療薬と併用する過活動膀胱治療薬のフレイル・認知機能に対する影響についてはCQ1（p.54）を参照して対応していただきたい。

　Duan らは 2006 ～ 2012 年の米国医療保険データから前立腺肥大症に対して薬剤が投与された患者を解析し，タムスロシン（253,136 人），ドキサゾシン（28,581 人），テラゾシン（23,858 人），アルフゾシン（17,934 人），デュタステリド（34,027 人），フィナステリド（38,767 人），治療薬なし（180,926 人）に分けて認知症発症の記録を調査した。平均観察期間 19.8 ヵ月で，タムスロシンの年間認知症発生率は 31.3/1000 人で，治療薬なし群の 25.9/1000 人，および他の治療薬と比較して有意に高かったと報告し[3]，タムスロシンが認知症発症リスクを上昇させる可能性があると指摘した。しかし，Tae らはこの報告には多くの課題があるとして，2011 年 1 ～ 12 月の韓国の国民健康保険データに基づいて，前立腺肥大症患者 59,263 人（タムスロシン 33,568 人，ドキサゾシン 7,012 人，テラゾシン 9,443 人，アルフゾシン 5,904 人，薬剤投与なし 3,336 人）を平均 1,580 日の観察期間で検討したところ，認知症の頻度はタムスロシン 17.97%，ドキサゾシン 18.55%，テラゾシン 20.64%，アルフゾシン 17.62%，治療薬なし 22.60% であり，前立腺肥大症の α_1 遮断薬は認知症の発生に関連しないと報告した[4]。

　Catalano らは，前立腺肥大症患者 40 人（平均年齢 71.4 歳）に 5 α 還元酵素阻害薬デュタステリドを投与し，MMSE，Clock Drawing Test，Frontal Assessment Battery，Hamilton Anxiety Rating Scale，Beck Depression Inventory second edition などにより認知機能，心理機能に対する影響を，デュタステリドを投与されない年齢調整群と比較したところ，いずれのパラメーターでも有意差を認めなかったと報告している[5]。

　前立腺肥大症を有する高齢者，フレイル高齢者に対する薬物治療，外科的治療の安全性に関するシステマティックレビュー（57 編）[6]では，薬物治療に関して α_1 遮断薬の起立性低血圧およびそれに関連した転倒リスクを指摘しているが，5 α 還元酵素阻害薬については安全性の問題を指摘していない。また，過活動膀胱治療薬としての抗コリン薬については認知機能に対するリスクが示唆されている。

　以上の報告以外に，前立腺肥大症治療薬のフレイル，認知機能に対する影響は検討されていないことから，現時点では，前立腺肥大症治療薬は，フレイル高齢者，認知機能低下高齢者においても通常の患者と同様に，ガイドラインに沿った薬剤選択が推奨される。ただし，前立腺肥大症に伴う過活動膀胱に対する抗コリン薬の使用にあたっては，抗コリン作用負荷（ACB）に対する注意が必要であり（CQ1 p.54 参照），ポリファーマシーの影響についても十分配慮した薬剤投与が望まれる。なお，前立腺肥大症に使用する主な薬剤について表 9 に示した。なお，「男性下部尿路症状・前立腺肥大症診療ガイドライン」[1]での

表9 前立腺肥大症に使用される主な薬剤

薬剤など	用法・用量
α₁アドレナリン受容体遮断薬（α₁遮断薬）	
タムスロシン	0.2mgを1日1回経口服用
ナフトピジル	25mgを1日1回経口服用，1日75mgまで増量可
シロドシン	4mgを1日2回経口服用
テラゾシン	0.5〜1mgを1日2回経口服用
ホスホジエステラーゼ5阻害薬	
タダラフィル	5mgを1日1回経口服用
5α還元酵素阻害薬	
デュタステリド	0.5mgを1日1回経口服用
抗アンドロゲン薬	
クロルマジノン	25mgを1日2回経口服用 50mg（徐放錠）を1日1回経口服用
アリルエストレノール	25mgを1日2回経口服用
アミノ酸製剤, 植物製剤	
セルニルトン® #1	1回2錠を1日2〜3回経口服用
エビプロスタット® #2	1回2錠（SG錠）または1回1錠（DB錠）を1日3回経口服用
漢方薬	
八味地黄丸	6.0g, 7.5g, 9.0gまたは18錠を1日2〜3回分割服用
牛車腎気丸	7.5gを1日2〜3回分割服用

#1 セルニチンポーレンエキス錠
#2 オオウメガサソウエキス，ハコヤナギエキス，セイヨウオキナグサエキス，スギナエキス，精製小麦胚芽油配合剤

推奨グレードは，各 α₁ 遮断薬，タダラフィル，デュタステリドはA*，その他の薬剤はC1*となっている。（*下部尿路機能障害に関する各種ガイドラインでの推奨グレードについては，p. 44 を参照願いたい。）

•文献•

1）日本泌尿器科学会（編）. 男性下部尿路症状・前立腺肥大症診療ガイドライン. リッチヒルメディカル；2017.
2）日本老年医学会 / 日本医療研究開発機構研究費・高齢者の薬物治療の安全性に関する研究研究班（編）. 高齢者の安全な薬物療法ガイドライン2015. メジカルビュー社；2015.
3）Duan Y, Grady JJ, Albertsen PC, et al. Tamsulosin and the risk of dementia in older men with benign prostatic hyperplasia. Pharmacoepidemiol Drug Saf 2018; 27: 340-348. PMID: 29316005
4）Tae BS, Jeon BJ, Choi H, et al. α-Blocker and Risk of Dementia in Patients with Benign Prostatic Hyperplasia: A Nationwide Population Based Study Using the National Health Insurance Service Database. J Urol 2019; 202: 362-368. PMID: 30840545
5）Catalano A, Martino G, Bellone F, et al. Neuropsychological assessment in elderly men with benign prostatic hyperplasia treated with dutasteride. Clin Drug Investig 2019; 39: 97-102. PMID: 30367429
6）Albisinni S, Aoun F, Roumeguère T, et al. New treatment strategies for benign prostatic hyperplasia in the frail elderly population: a systematic review. Minerva Urol Nefrol 2017; 69: 119-132. PMID: 27681493

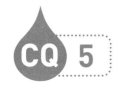

フレイル高齢者，認知機能低下高齢者の下部尿路機能障害に対して，どのような生活指導が推奨されるか？

要約

● 適正な飲水指導，バランスのとれた食生活，運動，便秘の改善，適正な塩分摂取，アルコール・カフェイン制限が生活指導として推奨される。 エビデンスレベル 4，推奨レベル A

● 減量は，一般的に尿失禁などの下部尿路機能障害に対して推奨されているが，フレイル高齢者，認知機能低下高齢者においては不適切な場合があり，個々の患者特性により減量の可否を考慮する。 エビデンスレベル 4，推奨レベル B

文献検索と採用の流れ

　本CQでは，生活指導がフレイル高齢者や認知機能低下高齢者の下部尿路機能障害に与える効果について，frailty，frail elderly，geriatric assessment，dementia，cognitive dysfunction，lower urinary tract dysfunction，daily life interventionなどをキーワードとして，Medline，Cochrane Library，医学中央雑誌により論文検索を行い，1,411編から15編とハンドサーチによる1編を抽出し，そのなかの1編と各種ガイドラインを参考にしたうえで，本ガイドライン作成委員による専門家の意見に基づき推奨レベルを決定した。

解説

　生活習慣病やメタボリックシンドロームと下部尿路機能障害の関連性が報告されている。肥満，運動，喫煙，食事，飲水，炭酸飲料摂取，便秘など種々の生活要因が下部尿路機能障害（前立腺肥大症，過活動膀胱，腹圧性尿失禁）と関連し，これら因子の是正は，高齢者下部尿路機能障害の発症予防や症状改善に寄与すると考えられている。肥満，高血圧，高血糖，および喫煙などメタボリックシンドロームのリスク因子の数が多いほど下部尿路症状（LUTS）の程度は重症化する。男女に共通する要因として，加齢による血管内皮機能低下および生活習慣病の重積に伴う動脈硬化性疾患は，下部尿路の血流障害を引き起こし，高齢者LUTSの発症や症状悪化に影響する。男性においては，メタボリックシンドロームでみられる高インスリン血症や自律神経系の活動亢進が，前立腺細胞の増殖に関与すると報告されている。女性では，肥満，加齢，便秘がLUTSの主要なリスク因子とされている。また，高齢者の夜間頻尿は，転倒・骨折のリスクを高め，死亡率を増加させる可能性が示されている。夜間頻尿の主な病因として，夜間多尿，膀胱蓄尿障害，睡眠障害，高血圧や心不全などの循環器疾患などがあげられ，これら要因の背景にも生活習慣が強く影響して

いる[1~4]。

　下部尿路機能障害に関する各種ガイドラインによれば，生活指導には，体重減少，飲水指導，塩分制限，アルコールやカフェインなどの摂取制限，バランスのとれた食生活，適度な身体活動，禁煙，便秘の改善，下部尿路機能障害につながる薬剤に関する情報提供などが含まれる。また，これらの生活指導は，単一に行うのではなく統合的に行われ，膀胱訓練や骨盤底筋訓練などの理学療法と併用されていることが多い。特に，肥満者に対する減量は男女ともに尿失禁を含むLUTSを改善すると記載されており，推奨グレードA*とされている。適度な運動，バランスのとれた食生活，アルコール・カフェインの摂取制限，便秘の治療，禁煙は，推奨グレードB～C1*とされている。(*なお，下部尿路機能障害に関する各種ガイドラインでの推奨グレードについては，p.44を参照願いたい。)

　一方，「夜間頻尿診療ガイドライン第2版」[3]では，夜間の飲水過多，アルコール・カフェイン摂取は夜間頻尿の要因であり，飲水指導(1日尿量が20～25mL/kgとなるように飲水量を調節する)が推奨されている。これは1日飲水量として体重の2～2.5%に相当するとしている(推奨グレードA*)。また，1日塩分摂取量が男性8g，女性7gを超えている夜間頻尿患者を対象として食事指導を行い，12週間後に推定塩分摂取量が減少した群は，減少しなかった群に比べ，夜間排尿回数，夜間尿量，夜間多尿指数が有意に低下した報告があることから，塩分制限は夜間多尿を伴う夜間頻尿患者に対して有効であり，推奨グレードB*である。しかし，どの程度まで塩分摂取量を制限するかについての明確な基準はないが，「高血圧治療ガイドライン2019」[5]によれば，6g/日未満を目標とした減塩により有効な降圧が得られ，脳心血管イベントの抑制が期待できるため，減塩目標値として6g/日未満が推奨されている。その他の生活指導として，食事(diet)，運動療法や統合的生活指導が推奨グレードB*であり，下肢の水分貯留を防ぐ弾性ストッキングの使用や下肢の挙上，睡眠の観点から就寝時間の是正や寝室の環境調整なども含まれている[1~4]。

　International Consultation on Incontinenceの報告によると，耐糖能異常を有する肥満女性患者や2型糖尿病を合併する肥満男性患者に対する生活指導による減量は，下部尿路症状(尿失禁)の改善に寄与することが示されている。しかし，これらの研究に参加した男女の平均年齢は比較的若く，フレイル高齢者や認知機能低下高齢者を対象にしたものではない。また，生活指導がフレイル・認知機能低下高齢者の下部尿路機能障害に与える影響について厳密に評価した論文はないと述べている。この報告のなかで，減量はフレイル高齢者に対して不適切な場合があり，同様に，過度の飲水制限による脱水は，便秘やせん妄と関連し尿失禁のリスクを高める可能性を指摘している[6]。

　一方，高齢者は発汗機能や体温調節機能が低下し，口渇を感じにくく水分を摂取しない傾向がある。そのため，介護者は脱水症を恐れ，フレイル高齢者，認知機能低下高齢者に対して過剰な水分量を提供し，夜間多尿や頻尿・尿失禁を誘発する場合がある。患者の食事や水分摂取状況を把握し，体重を目安に1日尿量を推測したうえで，個々の患者に適した水分量を指導することは重要である[3]。また，偏った食事内容や運動不足は，フレイルや認知機能低下のリスク因子であり，フレイル・認知機能低下の予防の観点からも，食事指導や運動療法は強く推奨される生活指導である[7]。

まとめると，フレイル高齢者，認知機能低下高齢者における下部尿路機能障害に対して，適正な飲水指導，バランスのとれた食生活，運動，便秘の改善，アルコール・カフェイン制限などの生活指導は，非侵襲的であり，一次療法として推奨される。フレイル高齢者，認知機能低下高齢者では，塩分制限による低ナトリウム血症に注意が必要である。減量の適用は，個々の患者の特性に応じて考慮されるべきである。

・文献・

1) 日本排尿機能学会/日本泌尿器科学会（編）. 女性下部尿路症状診療ガイドライン 第2版. リッチヒルメディカル：2019.
2) 日本泌尿器科学会（編）. 男性下部尿路症状・前立腺肥大症診療ガイドライン. リッチヒルメディカル：2017.
3) 日本排尿機能学会/日本泌尿器科学会（編）. 夜間頻尿診療ガイドライン 第2版. リッチヒルメディカル：2020.
4) 日本排尿機能学会/過活動膀胱診療ガイドライン作成委員会（編）. 過活動膀胱診療ガイドライン 第2版. リッチヒルメディカル：2015.
5) 日本高血圧学会 高血圧治療ガイドライン作成委員会（編）. 高血圧治療ガイドライン 2019. ライフサイエンス出版：2019.
6) Wagg A, et al. Incontinence in frail older persons. In: Abrams P, Cardozo L, Wagg A, editors. Incontinence 6th Edition 2017: 6th International Consultation on Incontinence, Tokyo, September 2016. International Continence Society; 2017. p.1309-1441.
7) 荒井秀典（編集主幹）/長寿医療研究開発費事業（27-23）：要介護高齢者，フレイル高齢者，認知症高齢者に対する栄養療法，運動療法，薬物療法に関するガイドライン作成に向けた調査研究班（編）. フレイル診療ガイド 2018年版. ライフ・サイエンス：2018.

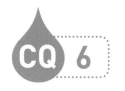

フレイル高齢者，認知機能低下高齢者の下部尿路機能障害に対して，どのような行動療法（排尿ケアを含む）が推奨されるか？

要約

- フレイル高齢者への骨盤底筋トレーニングと身体機能トレーニングの併用はすべてのタイプの尿失禁に対して効果が期待でき，推奨される。 エビデンスレベル 1，推奨レベル A

- フレイル高齢女性に対する尿失禁の要因別個別複合介入は尿失禁の回数を減少させる効果が期待でき，推奨される。 エビデンスレベル 1，推奨レベル A

- フレイル高齢者の尿失禁に対する行動療法として，うながし排尿法，習慣訓練，定時排尿法があり，推奨される。 エビデンスレベル 3，推奨レベル A

- 施設入所中の認知機能低下および認知症高齢者の尿失禁に対して，定期的なトイレ誘導，トイレ介助ならびに身体機能改善目的の運動介入との併用は尿失禁の回数を減らす可能性があり，推奨される。 エビデンスレベル 1，推奨レベル A

- 軽度認知障害ならびに軽度認知症高齢者に対して，骨盤底筋トレーニングは尿失禁の回数を減少させる効果が期待でき，推奨される エビデンスレベル 1，推奨レベル A 。

文献検索と採用の流れ

　本CQでは，フレイル高齢者，認知機能低下高齢者に対する認知行動療法について，frailty, frail elderly, geriatric assessment, dementia, cognitive dysfunction, lower urinary symptom, cognitive therapy, behavioral therapyなどをキーワードとして，Medline, Cochrane Library, 医学中央雑誌により論文検索を行った。Medline 427 編，Cochrane Library 270 編，医学中央雑誌 871 編から，題名と抄録の内容を踏まえ 50 編を抽出し，本文の吟味とハンドサーチによる 4 編を追加し，最終的に 9 編の論文を採用した。

|解 説|

　フレイルまたは地域在住高齢者の尿失禁に対する保存的治療法の効果に関する 9 つの論文のシステマティックレビューが存在する[1]。フレイル高齢者への介入研究として採択されたのは 4 つのランダム化比較試験を扱った論文で，2 つの論文では定期的なトイレ誘導ならびにトイレ介助に身体機能改善目的の運動介入との併用が，尿失禁の頻度に対して中等度ではあるが，対照と比較し有意な効果として報告されている。別の 2 つの介入研究で

はADL維持を目指したトレーニングに身体機能向上を目指したトレーニングとの併用効果を検討しているが，この2研究の総合的解析では尿漏れの回数ならびに本人のQOLは対照と比較し有意差がなかった。これらの4研究はフレイル高齢者とあるが，実際には「施設入所高齢者」と定義しており，研究に参加した高齢者の平均年齢もすべての研究が80歳以上（おおよそ平均85歳程度）で，しかもMMSE得点は3つの論文では10点台（1論文はMMSE 24点前後）で，さらに何らかのADL障害が存在している対象者が多く存在しているため，フレイル（phenotype model）には当てはまらない対象者である。実際には施設入所中の認知機能低下（認知症）高齢者の尿失禁に対する介入と考えたほうがよい。

　一方，このシステマティックレビューで扱われている「地域在住高齢者」に対しては4つのランダム化比較試験（5論文）が採択され，2つの論文（同一研究）は平均74.4歳の女性でADLまたはIADL障害が7〜18％存在する参加者を対象とし，集団教育による介入（行動療法）の結果，尿漏れのエピソード数，QOLには差がなかったが，日中の排尿回数の減少（夜間排尿の回数は変わらず），失禁による着替え回数の減少などには効果があった[1]。3つのランダム化比較試験（それぞれの平均年齢：77歳，76歳，82歳）では骨盤底筋トレーニングと身体機能トレーニングの併用効果を検討し，介入により有意な尿失禁治癒率の向上，主観的尿漏れスコアの改善，QOLの改善が報告されている。また2つの研究では介入により歩行速度の改善も認めている。これら3研究を合わせた解析では，骨盤底筋トレーニングと身体機能トレーニングの併用は在宅高齢者のすべてのタイプの尿失禁に対して統計的に有意な効果（$p < 0.0001$，moderately strong）を認めている。以上より，教育による単独効果は研究も限られ，また尿失禁に対する効果も限定的である一方，骨盤底筋トレーニングと身体機能トレーニングとの併用は3つの独立した試験で効果を認めた。特に，後半の3研究は運動介入ができ，認知機能の低下がない対象者をターゲットとしており，フレイル高齢者への介入と考えてもよい。

　このシステマティックレビューは，「施設入所高齢者」（施設入所中の認知症高齢者）に対する定期的なトイレ誘導，トイレ介助ならびに身体機能改善目的の運動介入との併用の尿失禁に対する効果が2つのランダム化比較試験で示されてはいるが，認知症をターゲットとした研究ではない。また参加人数も限られていた。

　認知症者の尿失禁に対する保存的治療法のシステマティックレビューが2012年に報告されている[2]。そのなかでは結局3論文のみが採択されたが，そのうちの2つの研究はパイロット研究であった。いずれの研究も排尿に関する介護者への教育，排尿スケジュールなどの介入であったが，これらの介入の有効性を支持する十分なエビデンスがあるとはいえない。

　この2012年のシステマティックレビュー後の研究では，尿失禁を有する軽度認知障害またはアルツハイマー型認知症高齢女性に対する骨盤底筋運動のランダム化比較試験があり，介入群（1回/2週，60分の骨盤底筋運動介入を合計6回（12週），42人，MMSE: 23.0 ± 2.8），対照群（40人，MMSE: 23.4 ± 2.5）の効果検証では，介入群で24時間あたりの平均尿漏れのエピソードが1.6回（3.3回から1.7回へ），対照群で0.5回（3.4回から2.9回）減少した（$p < 0.001$）。またICIQ-SF（国際共通の尿失禁症状・QOL評価質問票）では，

合計スコアならびに排尿回数が介入群と対照群で有意な差を認めた（p＜0.001）[3]。本研究の対象者は軽度認知障害または軽度レベルの認知症であり，骨盤底筋トレーニングの効果が中等度および重度の認知症にも効果があるかどうかの検証は必要であるが，軽度認知障害ならびに軽度レベルの認知症に対する骨盤底筋トレーニングは尿失禁に対して一定の有効性が確認されていると考えられる。

　フレイル高齢者に関しては，初めてのシステマティックレビューで研究対象者である地域在住高齢者がフレイルに相当すると[1]，骨盤底筋トレーニングと身体機能トレーニングの併用の3つのランダム化比較試験の総合的解析で，すべてのタイプの尿失禁に対する効果が比較的強いエビデンスとされているものの，すべてがフレイル高齢者をターゲットとした研究ではないこともあり，エビデンスレベルは1とした。推奨レベルについて，骨盤底筋トレーニングは高齢女性の尿失禁の効果的な介入方法として一般的にも強く推奨されており[4]，また介入に害はなく，強い推奨（推奨レベルA）とした。

　それ以降の介入研究では，パイロット・ランダム化比較試験として尿失禁のあるフレイル高齢女性42人に対して，介入群には排尿関連症状ならびにトイレの使用に関連する身体機能症状を評価し，それぞれに対しての個別介入を24週間実施した[5]。このフレイル評価はVulnerable Elders Survey-13（ADL/IADL項目が入った評価票）を使用しており，phenotype modelではない。具体的介入法は看護師が訪問し，尿失禁の原因を検討し，それに合わせて排尿関連症状に対しては骨盤底筋トレーニングや生活習慣，行動療法を実施した。身体機能に関しては歩行や集団的運動介入などを実施した。排尿日誌からは介入群で尿漏れの回数が50%減少し（対照群では変化なし，p=0.04），ICIQによる総合評価では介入群，対照群と有意差は認めなかったが，尿漏れに関するスコアでは介入群で著しい改善（p=0.01）を認めた。介入群の81%以上と対照群の36%が尿失禁の改善を報告し（p=0.01），平均推定改善率は65.3 ± 32.0% vs 34.1 ± 41.3%（p=0.03）であった。以上より，フレイル高齢女性に対する看護師による尿失禁の要因別個別複合介入は尿失禁の回数を減少させる効果が期待でき，症例数が少なく，エビデンスレベルは1，推奨レベルはAとした。

　いくつかの試験[6〜8]では，トレーニングをするための追加スタッフの必要性を指摘している。スタッフを増員することで有意に尿失禁を改善するのであれば，失禁補助具を削減することができ，経済的効果が期待できるとしている。

　フレイル高齢者における尿失禁マネジメントアルゴリズムが2015年に提唱されている[9]。このアルゴリズムでは，尿失禁に対する行動療法には，うながし排尿法，習慣訓練，定時排尿法があるとしている。うながし排尿法は，患者自身が自らトイレ排尿することを増やし失禁回数を減らすようにする取り組みである。高齢者施設や在宅では介護者がプロトコールに従ってうながし排尿法を行えば日中の尿失禁には効果があると報告されている。しかし，1人以上の介助が移乗に必要な高齢者では排尿促進法は有用ではないとされる。うながし排尿法を3日継続して失禁量減少が20%未満の場合や，トイレ排尿の成功が2/3未満の場合はうながし排尿法の継続はすべきではないと報告されている。超音波機器を併用し個々の膀胱容量に応じたうながし排尿法は施設入所者において，おむつやパッドのコストを膀胱機能良好高齢者（1回排尿量100mL以上，残尿100mL以下）で19.5%減少

できたことが報告されている[6]。習慣訓練は，排尿記録などで患者の失禁パターンや排尿パターンを把握したうえで排尿習慣を再獲得させるものである。定時排尿は定まった間隔でトイレ排尿させるものである。

•文献•

1）Stenzelius K, Molander U, Odeberg J, et al. The effect of conservative treatment of urinary incontinence among older and frail older people: a systematic review. Age Ageing 2015; 44: 736-744. PMID: 26112402

2）Drennan VM, Greenwood N, Cole L, et al. Conservative interventions for incontinence in people with dementia or cognitive impairment, living at home: a systematic review. BMC Geriatr 2012; 12: 77. PMID: 23272951

3）Lee BA, Kim SJ, Choi DK, et al. Effects of Pelvic Floor Muscle Exercise on Urinary Incontinence in Elderly Women With Cognitive Impairment. Int Neurourol J 2017; 21: 295-301. PMID: 29298469

4）Dumoulin C, Hunter KF, Moore K, et al. Conservative management for female urinary incontinence and pelvic organ prolapse review 2013: Summary of the 5th International Consultation on Incontinence. Neurourol Urodyn 2016; 35: 15-20. PMID: 25400065

5）Talley KMC, Wyman JF, Bronas U, et al. Defeating Urinary Incontinence with Exercise Training: Results of a Pilot Study in Frail Older Women. J Am Geriatr Soc 2017; 65: 1321-1327. PMID: 28248418

6）Suzuki M, Iguchi Y, Igawa Y, et al. Ultrasound-assisted prompted voiding for management of urinary incontinence of nursing home residents: efficacy and feasibility. Int J Urol 2016; 23; 786-790. PMID: 27399836

7）Schnelle JF, Leung FW, Rao SS, et al. A controlled trial of an intervention to improve urinary and fecal incontinence and constipation. J Am Geriatr Soc 2010; 58: 1504-1511. PMID: 20653804

8）Vinsnes AG, Helbostad JL, Nyrønning S, et al. Effect of physical training on urinary incontinence: a randomized parallel group trial in nursing homes. Clin Interv Aging 2012; 7: 45-50. PMID: 22334767

9）Wagg A, Gibson W, Ostaszkiewicz J, et al. Urinary incontinence in frail elderly persons: report from the 5th International Consultation on Incontinence. Neurourol Urodyn 2015; 34: 398-406. PMID: 24700771

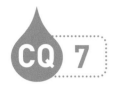

CQ 7 フレイル高齢者，認知機能低下高齢者の下部尿路機能障害に対して，どのような外科的治療が推奨されるか？

要約

◆ フレイル高齢者，認知機能低下高齢者における前立腺肥大症手術は，低侵襲で出血や周術期合併症が少なく，術後カテーテル留置期間が短いレーザー手術（ホルミニウムレーザー前立腺核出術，532nm レーザー光選択的前立腺蒸散術）が考慮される。エビデンスレベル 4，推奨レベル B

◆ 前立腺肥大症の標準手術が困難な症例に対し，尿道ステント留置が考慮される。しかし，本術式は合併症も多くステント抜去を必要とする症例があることに留意する。エビデンスレベル 4，推奨レベル B

◆ フレイル高齢者，認知機能低下高齢者の女性腹圧性尿失禁に対する中部尿道スリング手術は，低侵襲手術であり推奨される。エビデンスレベル 4，推奨レベル A

◆ 高齢者の骨盤臓器脱に対する明確な治療指針や標準術式はない。膣閉鎖術は，術後の性交渉が不可能となること，子宮がんの発見が遅れる可能性があるが，性交渉を希望しないフレイル高齢者や併存疾患を有する患者には考慮される術式である。エビデンスレベル 4，推奨レベル B

文献検索と採用の流れ

　本CQでは，フレイル高齢者，認知機能低下高齢者を対象とした下部尿路機能障害に対する外科的治療の観点から frailty, frail elderly, geriatric assessment, dementia, cognitive dysfunction, lower urinary tract dysfunction, surgery などをキーワードとして，Medline, Cochrane Library, 医学中央雑誌により論文検索を行った。530編から9編とハンドサーチによる9編を抽出し，そのうち12編と各種ガイドラインを参考にした。フレイル高齢者，認知機能低下高齢者を対象としたエビデンスレベルの高い報告は少ない。「男性下部尿路症状・前立腺肥大症診療ガイドライン」[1] および「女性下部尿路症状診療ガイドライン 第2版」[2] に沿って術式を提示し，本ガイドライン作成委員による専門家の意見に基づき治療法を推奨する。

| 解説 |

　高齢者の下部尿路機能障害において，外科的治療が適応となる主な疾患は，男性では前立腺肥大症，女性では腹圧性尿失禁と骨盤臓器脱である。

　「男性下部尿路症状・前立腺肥大症診療ガイドライン」[1] によれば，前立腺肥大症に対する手術療法は，薬物療法の効果が不十分な場合，中等度から重度の症状を有する場合，前

立腺肥大症に伴う尿閉・尿路感染症・血尿・膀胱結石などの合併症がある場合に考慮される。一般に手術適応は，患者の希望，全身的評価，膀胱出口部閉塞の有無と膀胱収縮力によって決定される。前立腺肥大症に対する標準術式は，経尿道的前立腺切除術（monopolar transurethral resection of the prostate：monopolar TURP）であるが，bipolar TURPは，monopolar TURPと同等の効果を示し，灌流液によるTUR症候群（低ナトリウム血症）や血尿による尿閉など周術期合併症が少ないとされている。しかし，これらの術式は，周術期の抗血栓療法の中止を必要とする。近年，抗血栓療法下でも施行できるレーザー手術が普及している。特に，ホルミニウムレーザー前立腺核出術（holmium laser enucleation of the prostate：HoLEP）は，技術的に難易度の高い術式であるが，monopolar TURPより治療効果が良好で合併症も少なく，入院期間が短いとされている。同様に，532 nmレーザー光選択的前立腺蒸散術（photoselective vaporization of the prostate by KTP laser：PVP）は，技術習得が容易で，出血のリスクが少なく，大きな前立腺や抗血栓療法下においても安全に施行できる術式である[1]。Elzayatらは，出血性疾患および抗血栓療法中の前立腺肥大症83人に対するHoLEPの有効性と安全性を報告した。対象は，抗血栓療法を継続しHoLEPを施行された14人，術前にヘパリン置換を行った34人，術前に抗血栓療法を中止した33人で，平均年齢は76.6歳であった。術中術後に大きな合併症はなく，1人が術中に血小板輸血，7人が抗血栓療法再開後の血尿により輸血が行われた。術前および術後の平均ヘモグロビン濃度は，13.5 g/dL，12.2 g/dLであり，臨床的に問題となる変化ではなく，HoLEPは抗血栓療法下の患者でも安全に行える術式であると報告している[3]。Shaoらは，抗血栓療法下にPVPを施行した症例に関する有効性と安全性をレトロスペクティブに検討した。対象は，アスピリンを継続しPVPを施行した23人（アスピリン群）と抗血栓療法を行っていない66人（対照群）で，平均年齢は72歳であり，年齢および前立腺体積で群間に差はなかった。術後1ヵ月と12ヵ月の有効性は両群同等であり，安全性においても術中術後に大きな合併症なく，術後の血中ヘモグロビン濃度も群間に有意差を認めなかった[4]。治療効果に関するHoLEPとPVPの比較では，術後12ヵ月において尿流測定検査による最大排尿量はHoLEPで有意に優れているが，手術時間，カテーテル留置期間，入院日数，および自覚症状改善のいずれの項目においても有意差を認めなかった。その他の非標準的術式として，開腹被膜下前立腺腺腫核出術や経尿道的前立腺切開術（transurethral incision of the prostate：TUIP）が推奨グレードA*である。被膜下前立腺腺腫核出術は大きな前立腺に適応されるが，出血も多く，カテーテル留置期間や入院期間も長い。TUIPは前立腺推定重量が30 mL未満で中葉肥大がない症例に適用される術式である[1]。（*なお，下部尿路機能障害に関する各種ガイドラインでの推奨グレードについては，p. 44を参照願いたい。）

　前立腺肥大症を合併するフレイル高齢者や認知機能低下高齢者は，本来，下部尿路機能に対して影響が少ないと思われる侵襲（たとえば，尿路系以外の疾患発症や長期臥床など）であっても，尿閉状態や重度な残尿が顕性化することがある。前立腺肥大症に伴う尿閉や著明な残尿には，短期間の尿道カテーテル留置や間欠導尿による排尿管理が行われるが，薬物治療を行っても尿道留置カテーテル抜去が困難な症例，導尿カテーテル挿入困難や易

出血症例，導尿に際し協力が得られない症例，尿道カテーテルを自己抜去する症例など排尿管理に苦慮する症例に対して手術治療を選択することがある。また，これらの患者は，健常者に比べ抗凝固・抗血小板薬を服用している症例も多い[5]。

　以上をまとめると，前立腺肥大症患者に対する標準術式は経尿道的前立腺切除術（TURP）である。しかし，フレイル高齢者や認知機能低下高齢者に対して前立腺肥大症手術を選択する場合，前述した患者の特性を考慮し，低侵襲で抗血栓療法下でも行うことができ，出血や周術期合併症が少なく，術後カテーテル留置期間が短いレーザー前立腺手術（HoLEP，PVP）が考慮される。

　前立腺肥大症に対する標準的手術が困難なフレイル高齢者に対して，尿道ステント留置（前立腺部尿道にステントを留置し排尿状態を改善させる術式）を行った報告がある。長期間の尿道留置カテーテル管理が必要な男性フレイル高齢者37人にMemokathステントを留置したところ，平均観察期間33.2ヵ月で21人（56.7％）が自排尿可能であった[6]。同様に，下部尿路閉塞や尿閉のために尿道留置カテーテルを必要とする144人を対象としたMemokathステントの検討では，17年間の観察期間で64％の症例が自排尿可能であったが，37.5％はステント閉塞や脱落によるステントの機能不全を経験し，最終的に36.1％はステントを抜去された[7]。尿道ステントは，無麻酔で行える侵襲性の低い術式であるが，合併症も多く抜去を必要とする場合もあることに留意する。

　女性の下部尿路機能障害において，骨盤底の解剖学的性差，分娩・加齢に伴う骨盤底脆弱化を背景に，腹圧性尿失禁や骨盤臓器脱が重要な疾患となる。女性の腹圧性尿失禁に対する手術療法は，行動療法や薬物療法の効果が不十分な場合に考慮される。一般に，中等度から重症な場合が適応となり，生活に支障をきたす場合は，患者の希望が重視される[2]。「女性下部尿路症状診療ガイドライン　第2版」[2]では，腹圧性尿失禁の標準術式はtension-free vaginal tape（TVT）手術やtransobturator tape（TOT）手術などの中部尿道後面にポリプロピレンメッシュテープを留置する中部尿道スリング手術であり，両者の推奨グレードはA*とされている。この術式は，局所麻酔下でも手術が可能で，低侵襲で短期成功率も80〜90％と良好であるが，膀胱穿孔の発生や術後排尿困難となる症例が存在する。また，TVT手術では，まれに腸管穿孔や血管損傷を起こす可能性が指摘されている[2]。Cochrane Reviewによれば，TVT手術とTOT手術の比較において，主観的成功率は約83％で同等であり，術後排尿困難がおのおの7％，4％，膀胱穿孔は5.5％，0.3％，出血量はTOT手術で有意に少なく，大腿部痛は1.7％，12％でTOT手術に多いと報告されている[8]。その他の術式として，筋膜スリング術と経腹的恥骨後式膀胱頸部挙上術が推奨グレードA*である。筋膜スリング術は，腹直筋膜や大腿筋膜を採取し，その筋膜で膀胱頸部または尿道を支えることで尿禁制を得る術式である。治療成績は中部尿道スリング手術と同等であるが，手術時間，入院期間が長く，排尿困難や尿路感染症の頻度が高い。経腹式恥骨後式膀胱頸部挙上術は，尿道スリング手術と比較し治療成績はほぼ同等であるが，開腹を伴い手術時間および入院期間が長いとされている[2]。

　Ellingtonらは，次のような指摘をしている。多くの単一施設症例集積研究は，80歳以上もしくは90歳以上の腹圧性尿失禁症例を対象に，手術療法による良好な治療成績を報告し

ている。しかし，これらの報告は，専門施設において健康で選択された患者を対象とする傾向があり，内容は慎重に検討されるべきである。フレイル高齢者における真の手術リスクはより高く，年齢，複数の併存疾患，機能障害や認知機能低下のために臨床研究に参加できない個々の症例では，どのような外科的治療が有益か検討を要すると述べている[9]。高齢女性では，混合性尿失禁の割合が増え，加齢とともに尿道閉鎖圧が低下すると考えられている[10]。実際，高齢者群と若年者群の治療成績を比較すると高齢者群では治療成績が劣り，術後の尿路感染症や新たな過活動膀胱の出現率が高いとする報告も認められる[10]。また，International Consultation on Incontinence Research Society の報告では，高齢者，特にフレイル高齢者の腹圧性尿失禁手術において，合併症の少ない低侵襲術式が重要であると述べている[11]。まとめると，フレイル高齢者や認知機能低下高齢者に特化したエビデンスレベルの高い報告は乏しい。対象者が高齢であることに加え，多くの併存疾患を有し，フレイル，身体機能低下や認知機能低下など個々の患者特性に配慮し，腹圧性尿失禁手術を選択するならば，低侵襲で日帰り手術も可能な TOT や TVT に代表される中部尿道スリング手術が推奨される。

　骨盤臓器脱を有する女性の 44％が腹圧性尿失禁を，37％が過活動膀胱を併発するとの報告がある[2]。骨盤臓器脱の種類は，膀胱瘤，子宮脱，小腸脱，直腸脱，子宮摘除後の膣断端脱であり，単独の臓器下垂よりも複数の臓器下垂を呈する場合が多い[12]。Erekson らは，骨盤底障害に対し治療を希望する 65 歳以上の高齢女性患者 150 人を対象に，フレイル，認知機能，ADL を評価した結果，16％の症例がフレイルに，42％がプレフレイルに分類され，21.3％が認知症を有し，30.7％に ADL 障害を認めた。骨盤臓器脱を有する高齢女性は，フレイルや認知機能低下を呈する頻度が高いことを報告している[13]。治療に関して，まずは保存的治療（骨盤底筋トレーニングやペッサリー療法）が行われることが多いが，臓器下垂が進行し，膣壁びらん，出血，排尿困難，尿閉，水腎症など日常生活に支障をきたし，患者が根治を希望する場合には手術療法が適応となる。術式は，経膣手術（子宮全摘術，膣断端固定術，Manchester 手術，前膣壁・後膣壁形成術，経膣メッシュ手術），腹式手術（腹式仙骨膣固定術：メッシュ使用），腹腔鏡下手術（腹腔鏡下仙骨膣固定術：メッシュ使用），膣閉鎖術に大別される。また，メッシュを用いる術式とメッシュを用いない術式に分けられ，メッシュを使用する場合はメッシュ関連合併症の発生リスクに関して十分な説明が必要である。現在，高齢者の骨盤臓器脱に対する明確な治療指針や標準術式はなく，ケースバイケースの対応がなされているが，これらの術式で，膣閉鎖術は術後の性交渉が不可能となること，子宮がんの発見が遅れる可能性があるが，性交渉を希望しないフレイル高齢者や併存疾患を有する患者には考慮してもよい術式と思われる[12]。なお，骨盤臓器脱修復術後に腹圧性尿失禁が顕在化することがある[2]。

　近年，高齢者の多剤服用に伴う総抗コリン負荷と認知機能への影響が懸念されている。高齢者の過活動膀胱に対する薬物療法（特に，抗コリン薬）は，慎重な投与と注意深い観察が必要である。抗コリン薬の全身的な副作用を避けるため，フレイル高齢者の難治性過活動膀胱や，中枢神経系の変性疾患（認知症，パーキンソン病，脳血管障害など）に伴う過活動膀胱を対象としたボツリヌス毒素膀胱壁内注入療法の症例集積研究が報告されている。

これらの患者に対するボツリヌス毒素膀胱壁内注入療法は，安全で有効な治療法であるが，注入後の残尿量増加，急性尿閉，腹圧排尿の増加などの有害事象を発症しやすく，慎重な患者選択と治療の安全性と有効性に関するさらなる検討が必要である[14]。

　フレイル高齢者，認知機能低下高齢者の手術に際して，本人の理解と同意，家族や介護者の希望，手術適応と合併症の可能性，手術以外の手段や治療法，手術を受けない場合に予想される経過などを含めた十分なインフォームドコンセントが必要である。また，術前の高齢者総合機能評価，術前術後の栄養管理やリハビリテーション，適正な周術期合併症予防対策などは，術式にかかわらずフレイル高齢者，認知機能低下高齢者の外科治療後のQOLに影響を及ぼす重要な因子である。

・文献・

1）日本泌尿器科学会（編）．男性下部尿路症状・前立腺肥大症診療ガイドライン．リッチヒルメディカル；2017．
2）日本排尿機能学会/日本泌尿器科学会（編）．女性下部尿路症状診療ガイドライン 第2版．リッチヒルメディカル；2019．
3）Elzayat E, Habib E, Elhilali M. Holmium laser enucleation of the prostate in patients on anticoagulant therapy or with bleeding disorders. J Urol 2006; 175: 1428-1432. PMID: 16516015
4）Shao IH, Hou CP, Chen SM, et al. The safety and efficacy of aspirin intake in photoselective vaporization laser treatment of benign prostate hyperplasia. Clin Interv Aging 2013; 8: 265-269. PMID: 23662050
5）Albisinni S, Aoun F, Roumeguère T, et al. New treatment strategies for benign prostatic hyperplasia in the frail elderly population: a systematic review. Minerva Urol Nefrol 2017; 69: 119-132. PMID: 27681493
6）Kimata R, Nemoto K, Tomita Y, et al. Efficacy of a thermoexpandable metallic prostate stent (Memokath) in elderly patients with urethral obstruction requiring long-term management with urethral Foley catheters. Geriatr Gerontol Int 2015; 15: 553-558. PMID: 24852087
7）Sethi K, Bozin M, Jabane T, et al. Thermo-expandable prostatic stents for bladder outlet obstruction in the frail and elderly population: an underutilized procedure? Investig Clin Urol 2017; 58: 447-452. PMID: 29124245
8）Ogah J, Cody JD, Rogerson L. Minimally invasive synthetic suburethral sling operations for stress urinary incontinence in women. Cochrane Database Syst Rev 2009: CD006375. PMID: 19821363
9）Ellington DR, Erekson EA, Richter HE. Outcomes of surgery for stress urinary incontinence in the older woman. Clin Geriatr Med 2015; 31: 487-505. PMID: 26476111
10）Wagg A, et al. Incontinence in frail older persons. In: Abrams P, Cardozo L, Wagg A, editors. Incontinence 6th Edition 2017: 6th International Consultation on Incontinence, Tokyo, September 2016. International Continence Society; 2017. p.1309-1441.
11）Robinson D, Castro-Diaz D, Giarenis I, et al. What is the best surgical intervention for stress urinary incontinence in the very young and very old? An International Consultation on Incontinence Research Society update. Int Urogynecol J 2015; 26: 1599-1604. PMID: 26202394
12）持田淳一, 高橋悟. 高齢者の骨盤臓器脱に対する手術療法の考え方．Uro-Lo:泌尿器Care&Cure 2020; 25: 210-214.
13）Erekson EA, Fried TR, Martin DK, et al. Frailty, cognitive impairment, and functional disability in older women with female pelvic floor dysfunction. Int Urogynecol J 2015; 26: 823-830. PMID: 25516232
14）Liao CH, Wang CC, Jiang YH. Intravesical OnabotulinumtoxinA injection for overactive bladder patients with frailty, medical comorbidities or prior lower urinary tract surgery. Toxins (Basel) 2016; 8: 91. PMID: 27023603

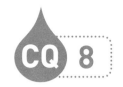

フレイル高齢者，認知機能低下高齢者の無症候性細菌尿に対して，どのように対処するか？

要約

● フレイル高齢者，認知機能低下高齢者でも一般の患者と同様に，泌尿器科的な処置前を除いて，無症候性細菌尿に対する抗菌薬治療は，その有効性は証明されておらず，行わないよう推奨される。　エビデンスレベル 1，推奨レベル A

文献検索と採用の流れ

　本CQでは，フレイル高齢者，認知機能低下高齢者の無症候性細菌尿への対処の観点から文献検索を行った。frailty，frail elderly，dementia，cognitive dysfunction，bacteriuria などをキーワードとして，Medline，Cochrane Library，医学中央雑誌により論文検索し，551編から2編を抽出した。ハンドサーチによる文献も加えて，5編を採用した。

|解説|

　無症候性細菌尿とは，膿尿や尿路感染症に伴う症状や徴候を認めないが，1種類以上の細菌が尿中に≧10^5colony-forming units（CFU）/mL または≧10^8 CFU/L 存在することである[1]。尿試験紙による検査では，尿中白血球は細菌尿と50％しか相関がなく，正確な評価ができないため尿路感染症の除外診断には有用であると報告されている[2]。

　無症候性細菌尿は，健康な女性や下部尿路機能障害を有する男女においてもよくみられる[1]。無症候性細菌尿は年齢とともに増加し，男性では68〜79歳で0％，80〜103歳で5.4％，女性では68〜79歳で13.6％，80〜103歳で22.4％と報告されている[2]。70歳以上の在宅高齢者では女性で10.8〜16％，男性で3.6〜19％，施設入所高齢者では女性で25〜50％，男性で15〜50％に無症候性細菌尿を認める[1]。入院患者においては女性で32〜50％，男性で30〜34％に無症候性細菌尿を認める[2]。無症候性細菌尿患者の75〜90％は症候性の感染症を発症しない[2]。

　妊婦と泌尿器科的な処置前を除いて，無症候性細菌尿に対する抗菌薬の有効性は証明されていない[3]。機能障害を伴う在宅高齢者や施設入所高齢者においては無症候性細菌尿のスクリーニングや治療は推奨されない[1,3]。細菌尿とせん妄（急性の意識状態の変化や混乱）がある機能および／または認知障害の高齢者で，局所の尿路性器症状や全身感染所見（発熱や血行動態の不安定性）がない場合は，抗菌薬使用より，他の原因のアセスメントと経過観察を推奨する[1]。細菌尿と転倒歴がある機能および／または認知機能障害の高齢者で，局所の尿路性器症状や全身感染所見（発熱や血行動態の不安定性）がない場合は，抗菌

薬使用より，他の原因のアセスメントと経過観察を推奨する[1]。フレイル高齢者に対する抗菌薬治療が有益であるというエビデンスがない以上，*Clostridioides difficile* 感染など抗菌薬治療による有害事象や抗菌薬耐性の増加，副作用などを避けることを重要視していることから，このように推奨されている[1]。

　65歳以上の入院加療を要する肺炎高齢者では，入院時の検尿で28%に無症候性細菌尿を認めるが，肺炎に対する抗菌薬治療の経過やペニシリン系抗菌薬での加療後の90日後の生存率に影響は与えなかったと報告されている[4]。

　尿道カテーテル抜去後48時間以上経過し，細菌尿が持続する患者においては抗菌薬の有効性を示す報告がある[2]。発熱や重症感染症（敗血症）に合致すると思われる全身症状を伴う細菌尿患者においては，広域抗菌薬治療を開始すべきである[1]。

　施設入所者における無症候性細菌尿に対する過剰な抗菌薬投与が耐性菌増加の要因となることが指摘されている。施設入所高齢者では，恥骨上部の痛みや新規の下部尿路症状出現などの症状に加えて，所定の尿所見を満たすなどの尿路感染症の診断と抗菌薬投与の指標が示されている。医療従事者への周知と情報共有が重要であると強調されている[5]。

•文献•

1 ）Nicolle LE, Gupta K, Bradley SF, et al. Clinical Practice Guideline for the Management of Asymptomatic Bacteriuria: 2019 Update by the Infectious Diseases Society of America. Clin Infect Dis 2019; 68: e83-e110. PMID: 30895288

2 ）Ariathianto Y. Asymptomatic bacteriuria - prevalence in the elderly population. Aust Fam Physician 2011; 40: 805-809. PMID: 22003486

3 ）JAID/JSC感染症治療ガイド・ガイドライン作成委員会（編）. JAID/JSC感染症治療ガイド 2019. 日本感染症学会・日本化学療法学会；2019.

4 ）Oka H, Komiya K, Ohama M, et al. Prevalence and prognostic influence of bacterial pyuria in elderly patients with pneumonia: a retrospective study. Geriatr Gerontol Int 2017; 17: 1076-1080. PMID: 27301543

5 ）Backus D. Antimicrobial therapy in long-term care: controversy, colonization, and criteria. Consult Pharm 2015; 30: 513-522. PMID: 26350891

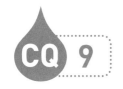

フレイル高齢者，認知機能低下高齢者の症候性尿路感染症に対して，どのような抗菌薬が推奨されるか？

要約

- フレイル高齢者，認知機能低下高齢者において，尿路感染症に対する抗菌薬の選択は一般の患者と同様である。
- 高齢者の単純性膀胱炎に対しては，わが国ではキノロン耐性率が高いことからセフェム系薬またはβ-ラクタマーゼ阻害薬配合ペニシリン系薬が推奨される。 エビデンスレベル4，推奨レベルA
- カテーテル非留置の複雑性膀胱炎においては，新経口セフェム系薬，経口キノロン系薬など抗菌スペクトルが広く抗菌力に優れている薬剤が推奨されている。 エビデンスレベル4，推奨レベルA
- 単純性腎盂腎炎では，腎排泄型の薬剤でβ-ラクタム系薬，キノロン系薬などが推奨される。 エビデンスレベル4，推奨レベルA
- カテーテル非留置の複雑性腎盂腎炎のempiric therapyには広域抗菌薬が推奨される。 エビデンスレベル4，推奨レベルA
- ウロゼプシスでは，腎排泄型の薬剤で抗菌スペクトルが広く抗菌力に優れているβ-ラクタム系薬，キノロン系薬が推奨される。 エビデンスレベル4，推奨レベルA

文献検索と採用の流れ

　本CQでは，フレイル高齢者，認知機能低下高齢者の尿路感染症に対する抗菌化学療法の観点から文献検索を行った。frailty, frail elderly, dementia, cognitive dysfunction, urinary tract infectionをキーワードとして，Medline, Cochrane Library, 医学中央雑誌により論文検索し，263編から4編を抽出した。ハンドサーチ文献も加えて7編を採用した。

解説

　尿路感染症の原因は直腸常在菌による上行性尿路感染症である。明らかな基礎疾患が認められない単純性と基礎疾患を有する複雑性とに分類される。

単純性膀胱炎

　「JAID/JSC感染症治療ガイド2019（日本感染症学会・日本化学療法学会）」[1)]では，高齢女性（閉経後）の膀胱炎の分離菌としては，グラム陽性球菌の分離頻度が若年女性よりは低く，*E. coli*はキノロン耐性率が高いと記載されている。海外では，急性非複雑性膀胱炎に

対してはnitrofurantoin monohydrate/macrocystals, trimethoprim-sulfamethoxazole, fosfomycin trometamol, pivmecillinamが推奨されている[2]。平均年齢84.9歳（女性87.5％），平均腎機能eGFR 61.6mL/min，過去12ヵ月に尿路感染症罹患歴が62.5％で，糖尿病などの合併症のある高齢者の尿路感染症に対して，nitrofurantoin 100mgを2回/日，7日間経口投与したところ，有害事象はなく93.8％に有効であったため，腎機能障害を有する地域在住フレイル高齢者においてはnitrofurantoinの使用は有効で安全であると結論づけられている[3]。しかし，海外のガイドラインなどで推奨されているnitrofurantoinなどの薬剤は，わが国では承認されていないため抗菌薬選択には注意が必要である。

わが国では第一選択としてキノロン系薬は推奨されず，セフェム系薬またはβ-ラクタマーゼ阻害薬配合ペニシリン系薬が推奨されている。ただし，尿検査でグラム陽性球菌が認められている場合にはキノロン系を，過去に抗菌薬投与歴があり基質特異性拡張型β-ラクタマーゼ（extended spectrum β-lactamases：ESBL）産生菌が疑われる場合や抽出されている場合にはファロペネムやホスホマイシンの使用を推奨している[1]。再発を繰り返す場合には尿路や全身性の基礎疾患の有無の検索が重要である[1]。

以下，「JAID/JSC感染症治療ガイド2019」[1]より具体的な第一選択薬を記載する。第二選択薬などの詳細は前述のガイド[1]を参照されたい。

略号	抗菌薬名	投与経路	成人における投与量と投与期間
CVA/AMPC	クラブラン酸・アモキシシリン	経口	1回（AMPCとして）250mg・1日3回・7日間
CCL	セファクロル	経口	1回250mg・1日3回・7日間
CFDN	セフジニル	経口	1回100mg・1日3回・5〜7日間
CFPN-PI	セフカペン ピボキシル	経口	1回100mg・1日3回・5〜7日間
CDTR-PI	セフジトレン ピボキシル	経口	1回100mg・1日3回・3〜7日間[1]
CPDX-PR	セフポドキシム プロキセチル	経口	1回100mg・1日2回・3〜7日間[1]

[1] 3日間投与での臨床効果が報告されているが，細菌学的評価を確認することが望ましい。

複雑性膀胱炎：カテーテル非留置症例

前立腺肥大症，前立腺がん，膀胱がん，神経因性膀胱などの尿路基礎疾患や糖尿病，ステロイド・抗がん剤投与中など感染防御能の低下状態など全身の基礎疾患を有する場合，膀胱炎を起こしやすく，再発・再燃を繰り返しやすい[1]。複雑性膀胱炎の原因菌は，グラム陰性桿菌，グラム陽性球菌など多岐にわたる。過去の頻回の抗菌薬治療により各種抗菌薬に耐性を示す菌が分離されることが多く，キノロン系薬耐性菌，ESBL産生菌，メタロ-β-ラクタマーゼ産生菌，MRSAなどの存在に注意が必要である[1]。

新経口セフェム系薬，経口キノロン系薬など抗菌スペクトルが広く抗菌力に優れている薬剤を選択し，薬剤感受性試験成績の判明後はその結果に基づいて薬剤選択を行うことが推奨されている。より狭域スペクトルの薬剤に漸減（de-escalation）することが必要である。難治性感染症においては入院加療とし，注射薬も考慮する[1]。

初回抗菌薬投与前に尿培養検査を施行し，原因菌の薬剤感受性を調べておくことが推奨

されている[1]。

　以下，「JAID/JSC感染症治療ガイド2019」[1]より具体的な第一選択薬を記載する。第二選択薬などの詳細は前述のガイド[1]を参照されたい。

略号	抗菌薬名	投与経路	成人における投与量と投与期間
LVFX	レボフロキサシン	経口	1回500mg・1日1回・7〜14日間
CPFX	シプロフロキサシン	経口	1回200mg・1日2〜3回・7〜14日間
TFLX	トスフロキサシン	経口	1回150mg・1日3回・7〜14日間
STFX	シタフロキサシン	経口	1回100mg・1日1回・7〜14日間
CVA/AMPC	クラブラン酸・アモキシシリン	経口	1回(AMPCとして)250mg・1日3回・7〜14日間
SBTPC	スルタミシリン	経口	1回375mg・1日3回・7〜14日間

単純性腎盂腎炎

　「軽症・中等症」は主治医判断で「外来治療可能症例」，「重症」は「入院加療が必要となる症例」を目安とする[1]。

　治療には，腎排泄型の薬剤でβ-ラクタム系薬，キノロン系薬などが推奨される。抗菌薬治療開始後3日目を目安にempiric therapyの効果を判定し，培養結果が判明次第，definitive therapyへ切り替える。注射薬から経口薬へスイッチするタイミングは，解熱や腰背部痛などの症状寛解を目安とし，抗菌薬投与期間は合計で14日間とする。アミノグリコシド系薬は安全域が狭いので腎機能低下時には注意を要する。必要に応じて，therapeutic drug monitoring（TDM）も施行する[1]。

　抗菌薬治療前の尿検査・尿培養検査は，効果判定やempiric therapyからdefinitive therapyへの切り替えを考慮するために必須である[1]。

　以下，「JAID/JSC感染症治療ガイド2019」[1]より具体的な第一選択薬を記載する。第二選択薬などの詳細は前述のガイド[1]を参照されたい。

＜軽症・中等症＞

略号	抗菌薬名	投与経路	成人における投与量と投与期間
LVFX	レボフロキサシン	経口	1回500mg・1日1回・7〜14日間[2]
CPFX	シプロフロキサシン	経口	1回200mg・1日3回・7〜14日間[2]
TFLX	トスフロキサシン	経口	1回150mg・1日3回・7〜14日間[2]
STFX	シタフロキサシン	経口	1回100mg・1日2回・7〜14日間[2]

[2] 地域の単純性尿路感染症分離 *E.coli* のキノロン系薬耐性率が20％以上の場合，および患者に6ヵ月以内の抗菌薬投与歴がある場合は，第二選択薬が推奨される。

＜重症＞

略号	抗菌薬名	投与経路	成人における投与量
CTM	セフォチアム	点滴静注	1回1〜2g・1日3〜4回[+]（添付文書最大4g/日）
CTRX	セフトリアキソン	点滴静注	1回1〜2g・1日1〜2回
CAZ	セフタジジム	点滴静注	1回1〜2g・1日3回[+]（添付文書最大4g/日）

[+] 保険適用外

複雑性腎盂腎炎：カテーテル非留置症例

　尿路や全身性の基礎疾患を有する。症状は急性単純性に比べ軽いことが多く，臨床症状を有する急性増悪時にのみ抗菌薬治療の適応となる。基礎疾患が存在する限り再発・再燃を繰り返す。症状，検査所見は急性単純性腎盂腎炎と同様であるが，水腎症・膿瘍形成・ガス産生などを伴う重篤で特殊な病態では迅速かつ的確に診断し，必要に応じてドレナージなどの泌尿器科的処置を行わなければならない[1]。

　複雑性腎盂腎炎の原因菌は多岐にわたり，尿培養検査は必須となる。過去に抗菌薬治療を受けた症例では，各種抗菌薬に耐性を示す菌が分離されることも多い。グラム陽性球菌では *Enterococcus* 属が多くを占め，*Staphylococcus* 属も分離される。グラム陰性桿菌では *E. coli* をはじめ *Klebsiella* 属，*Citrobacter* 属，*Enterobacter* 属，*Serratia* 属，*Proteus* 属などの腸内細菌および *P. aeruginosa* などのブドウ糖非発酵菌も分離される。

　施設や地域における薬剤感受性パターンを認識し，適切な薬剤選択を行う。原因菌の推測が困難かつ多剤耐性菌が検出される可能性も高いため empiric therapy には広域抗菌薬を選択する。治療開始後3日目を目安に empiric therapy の効果を判定し，尿や血液培養の結果が判明した時点で，可能であれば definitive therapy に切り替える。治療効果が認められる場合でも薬剤感受性試験の結果に基づいて，より狭域な抗菌薬に de-escalation することが望ましい。解熱など症状寛解後24時間を目処に経口抗菌薬にスイッチし，合計で14日間投与する[1]。

　以下，「JAID/JSC 感染症治療ガイド 2019」[1] より具体的な第一選択薬を記載する。第二選択薬などの詳細は前述のガイド[1] を参照されたい。

＜軽症・中等症＞

略号	抗菌薬名	投与経路	成人における投与量と投与期間
LVFX	レボフロキサシン	経口	1回500mg・1日1回・7〜14日間[*2]
CPFX	シプロフロキサシン	経口	1回200mg・1日3回・7〜14日間[*2]
TFLX	トスフロキサシン	経口	1回150mg・1日3回・7〜14日間[*2]
STFX	シタフロキサシン	経口	1回100mg・1日2回・7〜14日間[*2]

[*2] 地域の単純性尿路感染症分離 *E.coli* のキノロン系薬耐性率が20％以上の場合，および患者に6ヵ月以内の抗菌薬投与歴がある場合は，第二選択薬が推奨される。

ウロセプシス

ウロセプシスは，尿路あるいは男性性器の重症感染症により生じた敗血症と定義される。全敗血症の約25％，集中治療室でのウロセプシスの多くは，院内感染の尿路感染症由来であり，その90％以上が尿路留置カテーテルに関連したものである[1]。原因菌は，市中感染では *E. coli*，*Klebsiella* 属，*Enterobacter* 属，*Proteus* 属，*Enterococcus* 属が多く，院内感染ではグラム陰性桿菌，*Enterococcus* 属が多くみられる[1]。

培養検査を行わずに原因菌を推定することは困難であるため，尿培養・血液培養と薬剤感受性試験がルーチンの検査として必須である。先行する尿路感染症症状に加え，重症敗血症や敗血症性ショックを呈することもあるため，血行動態のモニタリングが必要である。尿検査では膿尿と細菌尿がみられ，血液検査では白血球増多，核の左方偏移，CRPやプロカルシトニン上昇，血沈亢進などの炎症所見がみられる[1]。

腎排泄型の薬剤で抗菌スペクトルが広く抗菌力に優れている β-ラクタム系薬，キノロン系薬を選択する。

ウロセプシス患者において腹部超音波検査や腹部CT検査は感染源を特定するのに有用であり，これらの画像診断によって水腎症，膿瘍形成，ガス産生などがみられる場合には，尿管ステント留置や経皮的腎瘻造設術などの泌尿器科的ドレナージが早急に必要となる[1]。

以下，「JAID/JSC感染症治療ガイド2019」[1]より具体的な第一選択薬を記載する。

略号	抗菌薬名	投与経路	成人における投与量
CAZ	セフタジジム	点滴静注	1回1〜2g・1日3回[+]（添付文書最大4g/日）
CFPM	セフェピム	点滴静注	1回1〜2g・1日3回[+]（添付文書最大4g/日）
MEPM	メロペネム	点滴静注	1回1g・1日3回
DRPM	ドリペネム	点滴静注	1回0.5〜1g・1日2〜3回[*3]
IPM/CS	イミペネム・シラスタチン	点滴静注	1回0.5〜1g・1日2〜3回[+]（添付文書最大2g/日）
TAZ/PIPC	タゾバクタム・ピペラシリン	点滴静注	1回4.5g・1日3回
PZFX	パズフロキサシン	点滴静注	1回1,000mg・1日2回
CPFX	シプロフロキサシン	点滴静注	1回400mg・1日2〜3回[*3]
LVFX	レボフロキサシン	点滴静注	1回500mg・1日1回[*4]

[+] 保険適用外
[*3] 重症度に応じて2回よりも3回が推奨される。
[*4] 2015年に尿路性器感染症が適応追加された。「敗血症」は適応病名に未収載。

カテーテル関連尿路感染症

無症候性細菌尿に対する定期的な尿培養や細菌尿に対する治療は推奨しない（CQ8, p.80参照）。

カテーテル関連尿路感染症の原因菌はグラム陰性桿菌の頻度が高いので，empiric therapyには施設の感受性パターンを参考に抗緑膿菌作用がある広域抗菌薬を選択する。感受性パターンは施設ごとに異なるので，どの薬剤を選択するかは施設の感受性パターン

を参考にすることが推奨される[1]。

　原因菌の推定に尿のグラム染色は有用である。グラム染色で連鎖球菌が観察された場合は*Enterococcus*属を考慮してペニシリン系を選択する。患者背景によっては*E. faecium*などのペニシリン耐性腸球菌の可能性もあるので抗MRSA薬の併用を考慮する[1]。

　抗菌薬投与前に培養を採取し，培養結果が判明した後はde-escalationする。カテーテルは可能であれば抜去する。抜去が難しく2週間以上留置されている場合は，治療開始前にカテーテルを入れ替える。ランダム化比較試験によれば，カテーテルを入れ替えたほうが抗菌薬投与後28日目の細菌尿（p = 0.02），治療開始72時間後の臨床的な改善率（p < 0.004），28日以内の尿路感染症の再発率（p < 0.015）が少なかった[1]。長期間留置されたカテーテルからはカテーテルの定着菌が培養され，真の原因菌を反映しないことがあるため，入れ替え後に採取した検体のほうが望ましい[1]。

　治療期間は経過や合併症の有無によって異なる。抗菌薬に速やかに反応した場合は7日間で，反応が乏しい場合は10〜14日間，重症で合併症がある場合は14〜21日間投与する[1]。

　以下，「JAID/JSC感染症治療ガイド2019」[1]より具体的な第一選択薬を記載する。第二選択薬などの詳細は前述のガイド[1]を参照されたい。

略号	抗菌薬名	投与経路	成人における投与量と投与期間
TAZ/PIPC	タゾバクタム・ピペラシリン	点滴静注	1回4.5g・1日3回・7〜21日間
CAZ	セフタジジム	点滴静注	1回1〜2g・1日3回[+]・7〜21日間（添付文書最大4g/日）
CFPM	セフェピム	点滴静注	1回1〜2g・1日3回[+]・7〜21日間（添付文書最大4g/日）
TAZ/CTLZ	タゾバクタム・セフトロザン	点滴静注	1回1.5g・1日3回・7〜21日間[*5]
MEPM	メロペネム	点滴静注	1回0.5〜1g・1日3回・7〜21日間

[+] 保険適用外
[*5] β-ラクタマーゼの関与が考えられ，本剤に感性の原因菌による感染症である場合に投与すること。

　尿道カテーテル抜去時に予防的抗菌薬を投与することによって，尿路感染症の発症を10.5％から4.7％に減らせることがメタ解析によって示されている[1]。しかし，副作用，耐性菌の誘導，コストなどのデメリットもあるためルーチンでの使用は推奨しない[1]。

フレイル高齢者におけるempiric therapy

　フレイル高齢者においては症状や徴候が非典型的であることが多く，無症候性細菌尿と症候性尿路感染症を鑑別することが難しい[3]。既往がなくても尿路の良性・悪性疾患の存在や免疫不全状態などの基礎疾患の有無の検索が重要である[1,4]。

　van Buulらは，フレイル高齢者における尿路感染症治療のための症状や所見の有無を確認しながら抗菌薬投与の必要性を決定する実際的な評価ツールを提唱しており参考にされたい[4]。臨床上の有用性を確認しながら，このツールが発展し，結果として不要な抗菌薬使用を減じ，フレイル高齢者の非典型的症状や徴候に対する適切な治療機会の判断に役立つことが期待されている[4]。

Kakdeらは，高齢尿路感染症患者（70歳以上49.5%）では，糖尿病合併（p＜0.0001），認知症合併（p＜0.0001），血清クレアチニン1.4mg/dL以上（p＜0.0001）が有意に死亡率と相関すると報告している[5]。

　ICU外で尿路感染症治療を受けた高齢者270人（年齢中央値83.7歳）の検討では，29.3%に不適切なempiric therapyが施行されたとの報告がある[6]。不適切なempiric therapyと関連がある要因は，過去90日間に入院既往のある場合であった（オッズ比2.15，95%CI 1.10-4.18，p=0.024）。尿培養では*E. coli*感染が，適切なempiric therapyと不適切なempiric therapyいずれの治療群でも多かったが，不適切なempiric therapyを受けた患者の尿培養結果では複数菌感染（p≤0.001），*E. faecalis*感染（p＜0.001）が適切なempiric therapyを受けた患者と比較して有意に多かった[6]。*E. coli*感染に対するキノロン系やセファロスポリン系の感受性は低かった。入院中の死亡率は8.9%で，死亡には全身状態や認知症，悪性腫瘍合併に加えて，不適切なempiric therapyが独立したリスク因子（オッズ比3.47，95%CI 1.42-8.48）であり，高齢者の尿路感染症において適切な抗菌薬選択の必要性が強調されている[6]。

　Ahmedらは，高齢者において尿路感染症の診断，基礎疾患の評価と治療，empiric therapyからdefinitive therapyへの適切な切り替え，十分な期間の抗菌化学療法を施行することで，尿路感染症の再発が24%減少したと報告している[7]。

・文献・

1）JAID/JSC感染症治療ガイド・ガイドライン作成委員会（編）. JAID/JSC感染症治療ガイド2019. 日本感染症学会・日本化学療法学会：2019.

2）Gupta K, Hooton TM, Naber KG, et al. International clinical practice guidelines for the treatment of acute uncomplicated cystitis and pyelonephritis in women: A 2010 update by the Infectious Diseases Society of America and the European Society for Microbiology and Infectious Diseases. Clin Infect Dis 2011; 52: e103-e120. PMID: 21292654

3）Chung C, Bouwmeester C. Nitrofurantoin use in frail, community-dwelling, older adults with renal impairment. Sr Care Pharm 2019; 34: 303-307. PMID: 31054588

4）van Buul LW, Vreeken HL, Bradley SF, et al. The development of a decision tool for the empiric treatment of suspected urinary tract infection in frail older adults: a Delphi Consensus Procedure. J Am Med Dir Assoc 2018; 19: 757-764. PMID: 29910137

5）Kakde P, Redkar NN, Yelale A. Urinary tract infection in elderly: clinical profile and outcome. J Assoc Physicians India 2018; 66: 14-17. PMID: 31331128

6）Esparcia A, Artero A, Eiros JM, et al. Influence of inadequate antimicrobial therapy on prognosis in elderly patients with severe urinary tract infections. Eur J Intern Med 2014; 25: 523-527. PMID: 24816077

7）Ahmed H, Davies F, Francis N, et al. Long-term antibiotics for prevention of recurrent urinary tract infection in older adults: systematic review and meta-analysis of randomised trials. BMJ Open 2017; 7: e015233. PMID: 28554926

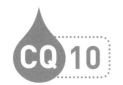

フレイル高齢者，認知機能低下高齢者の男性性器感染症に対して，どのような抗菌薬が推奨されるか？

要約

◆ フレイル高齢者，認知機能低下高齢者においても抗菌薬の選択は一般の患者と同様である。

◆ 急性前立腺炎：empiric therapyには第2・3世代セフェム系薬，β-ラクタマーゼ阻害薬配合ペニシリン系薬，キノロン系が推奨される。 エビデンスレベル 4，推奨レベル A

◆ 急性精巣上体炎：キノロン系抗菌薬が推奨される。
エビデンスレベル 4，推奨レベル A

文献検索と採用の流れ

　本CQでは，フレイル高齢者，認知機能低下高齢者の性器感染症に対する抗菌化学療法の観点から文献検索を行った。frailty, frail elderly, dementia, cognitive dysfunction, genital diseasesなどをキーワードとして，Medline，Cochrane Library，医学中央雑誌により論文検索し，334編を抽出した。ハンドサーチ文献も加えて，4編を採用した。

解説

急性細菌性前立腺炎

　自覚症状として38℃以上の発熱，全身倦怠感などの全身症状と排尿痛，頻尿，尿意切迫感，排尿困難，会陰部不快感，会陰部痛などの局所症状を呈する。検査所見上，検尿では膿尿と細菌尿を認め，血液検査では末梢血白血球増多とCRP上昇，血沈亢進などの炎症所見を認める。直腸診にて圧痛と熱感のある腫大した前立腺を触知する。前立腺マッサージは菌血症を惹起する可能性が高く禁忌である。尿培養・薬剤感受性試験は必須で，菌血症や敗血症の懸念がある場合は血液培養検査も必要である。尿閉をきたしている場合，超音波ガイド下に膀胱瘻（恥骨上）を造設するのが理想であるが，無理な場合は尿道カテーテルを留置する。全体の10%が経尿道操作後であり，特徴として高齢者が多く，前立腺膿瘍を併発するリスクが高い[1]。

　Leeらの報告によると，急性前立腺炎と診断された20～80歳の患者142人において，CTまたは経直腸的超音波検査で31人が前立腺膿瘍ありと診断され，これらの患者では下部尿路症状の持続期間が有意に長く（オッズ比1.343，95%CI 1.166-1.548），また排尿困難（最大尿流率5mL/sec未満または残尿100mL以上）が有意に多かった（オッズ比2.749，

95％CI 1.551-12.333）。前立腺膿瘍を伴った患者の尿培養ではさまざまな菌種が確認されたが，前立腺膿瘍を伴わない患者では*E. coli*が主であった。前立腺炎として抗菌化学療法を施行されているにもかかわらず，治療抵抗性で排尿困難を有する患者においては前立腺膿瘍を疑い画像検査が必要と結論づけている。前立腺膿瘍に対しては外科的ドレナージが必要なこともある[2]。

急性細菌性前立腺炎の原因菌の約 6 割が*E. coli*で，他のグラム陰性桿菌が 2 割，残りがグラム陽性球菌である[1]。

empiric therapy には原則として注射剤による治療が行われる。第 2・3 世代セフェム系薬，β-ラクタマーゼ阻害薬配合ペニシリン系薬，キノロン系薬が主に用いられる。抗菌薬治療開始後 3 日目を目安に empiric therapy の効果を判定し，培養結果が判明次第 definitive therapy に切り替える[1]。重症例で敗血症に至った場合には，ウロセプシス（CQ9 p.86 参照）に準じた治療を行う。

以下，「JAID/JSC 感染症治療ガイド 2019」[1]より具体的な第一選択薬を記載する。第二選択薬などの詳細は前述のガイド[1]を参照されたい。

＜軽症・中等症（38℃以下の発熱，重症感がない，比較的軽微な臨床症状）＞

略号	抗菌薬名	投与経路	成人における投与量と投与期間
LVFX	レボフロキサシン	経口	1回500 mg・1日1回・14日間
CPFX	シプロフロキサシン	経口	1回200 mg・1日3回・14日間[*1]
TFLX	トスフロキサシン	経口	1回150 mg・1日3回・14日間
STFX[+]	シタフロキサシン	経口	1回100 mg・1日2回・14日間

[+] 保険適用外
[*1] *Chlamydia* 属には適応なし

＜重症（38℃以上の発熱，重症感があるもの，尿閉例）＞

略号	抗菌薬名	投与経路	成人における投与量と投与期間
CTM	セフォチアム	点滴静注	1回1〜2g・1日3〜4回[+]・3〜7日間（添付文書最大4g/日）[*1]
CAZ	セフタジジム	点滴静注	1回1〜2g・1日3回[+]・3〜7日間（添付文書最大4g/日）[*1]
FMOX	フロモキセフ	点滴静注	1回1〜2g・1日3回[+]・3〜7日間（添付文書最大4g/日）[*1]

[+] 保険適用外
[*1] *Chlamydia* 属には適応なし

急性精巣上体炎

急性精巣上体炎は，急性発症の精巣上体に生じた炎症による陰嚢の痛みと腫脹をきたす疾患である。通常，発熱を伴う。膀胱，尿道または前立腺の感染が射精管から精管を経由し精巣上体に達し発症する。検査所見として膀胱炎あるいは尿道炎を伴い，ときには検尿で膿尿を認める。血液検査では，白血球増多，CRP 上昇，血沈亢進などの炎症所見を認める。原因微生物同定のため，尿路感染症と同様に尿培養・薬剤感受性試験を行う[1]。

Yamamichi らによると，急性精巣上体炎 308 人（年齢 51.0 ± 20 歳）の検討では，21.4％

に 38℃以上の発熱を認め，膿尿は 47.7%，細菌尿は 49.4%に認めたと報告している。65歳以上の高齢者では膿尿（オッズ比 1.89，95%CI 1.12-3.17）と細菌尿（オッズ比 1.38，95%CI 0.82-2.32）が有意に多かった[3]。

急性精巣上体炎患者 160 人の検討では，65 歳以上（オッズ比 13.978，95%CI 3.957-49.382），糖尿病の既往（オッズ比 7.78，95%CI 1.375-44.032），38℃以上の発熱（オッズ比 4.699，95%CI 1.293-17.075）が重症化の要因であると報告されている。また検査所見としては白血球 15,000/μL 以上（オッズ比 8.892，95%CI 1.717-46.056），CRP 6mg/dL 以上（オッズ比 9.409，95%CI 1.848-47.913），BUN 19mL/dL 以上（オッズ比 24.212，95%CI 2.527-231.931）が重症化の要因と報告されており，患者の全身状態，検査所見，合併症を考慮し，外来または入院による抗菌化学療法の適応の決定が必要である[4]。

中高年の急性細菌性精巣上体炎の原因微生物でもっとも頻度が高いのは *E. coli* であり，これを念頭にキノロン系薬剤などの empiric therapy を開始する。

以下，「JAID/JSC 感染症治療ガイド 2019」[1] より具体的な第一選択薬を記載する。第二選択薬などの詳細は前述のガイド[1]を参照されたい。

＜軽症から中等症（平熱～微熱，精巣上体の腫脹が限局）＞

empiric therapy で 3 日目も無効なら，初回提出尿培養・薬剤感受性成績により definitive therapy に切り替える。

略号	抗菌薬名	投与経路	成人における投与量と投与期間
LVFX	レボフロキサシン	経口	1回500mg・1日1回・14日間
CPFX	シプロフロキサシン	経口	1回200mg・1日3回・14日間*1)
TFLX	トスフロキサシン	経口	1回150mg・1日3回・14日間
STFX+	シタフロキサシン	経口	1回100mg・1日2回・14日間

+ 保険適用外
*1) *Chlamydia* 属には適応なし

＜重症＞（38℃以上の発熱，精巣上体の腫脹・疼痛高度）＞

empiric therapy で 3 日間治療し，その後初回提出尿培養・薬剤感受性成績により definitive therapy に切り替える。症状寛解後経口抗菌薬（軽症・中等症の薬剤参照）に変更する。治療期間は合計で 14 ～ 21 日間。

略号	抗菌薬名	投与経路	成人における投与量と投与期間
CTRX	セフトリアキソン	点滴静注	1回1～2 g・1日1～2回・3～7日間*1)
CZOP+	セフォゾプラン	点滴静注	1回1～2 g・1日2～3回・3～7日間

+ 保険適用外
*1) *Chlamydia* 属には適応なし

•文献•

1）JAID/JSC 感染症治療ガイド・ガイドライン作成委員会（編）. JAID/JSC 感染症治療ガイド 2019. 日本感染症学会・日本化学療法学会：2019.

2）Lee DS, Choe HS, Kim HY, et al. Acute bacterial prostatitis and abscess formation. BMC Urol 2016; 16: 38. PMID: 27388006

3）Yamamichi F, Shigemura K, Arakawa S, et al. What are the differences between older and younger patients with epididymitis? Investig Clin Urol 2017; 58: 205-209. PMID: 28480347

4）Hongo H, Kikuchi E, Matsumoto K, et al. Novel algorithm for management of acute epididymitis. Int J Urol 2017; 24: 82-87. PMID: 27714879

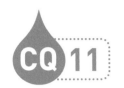

下部尿路機能障害の改善のためにフレイルへの介入（運動療法・栄養療法）は推奨されるか？

要約

- フレイル高齢者への運動療法介入は，下部尿路機能障害（特に，尿失禁）に有効であるため，推奨される。 エビデンスレベル 1，推奨レベル A
- フレイル高齢者への栄養療法による介入（たんぱく質摂取，微量栄養素，食事内容の質）は，下部尿路機能障害を改善する可能性があり，考慮される。
エビデンスレベル 4，推奨レベル B

文献検索と採用の流れ

　本CQでは，フレイルへの介入（運動療法・栄養療法）が，下部尿路機能障害を改善するか，frailty，frail elderly，geriatric assessment，sarcopenia，lower urinary tract dysfunction，physical therapy，nutrition therapyなどをキーワードとして，Medline，Cochrane Library，医学中央雑誌により論文検索を行った。371編から10編とハンドサーチによる5編を抽出し，そのなかの8編と「フレイル診療ガイド2018年版」[1]および下部尿路機能障害に関する各種診療ガイドラインを参考にした。

| 解 説 |

運動療法

　フレイルに対する運動療法は，フレイルの進行予防や身体機能の改善に有効であり推奨されている[1]。身体機能低下およびバランス・移動能力低下は，フレイルと高齢者尿失禁両者に共通するリスク因子であり[2]，これらに対する介入はフレイルのみならず尿失禁の改善にも寄与する可能性がある。

　井上らは，尿失禁の改善と筋力維持・バランス機能向上を目的とした運動教室プログラムを実施した。対象は地域在住の65歳以上の高齢女性，平均年齢70.6歳，脳血管疾患および神経疾患がなく，尿失禁を有する14人であった。運動プログラム内容は，健康チェック，ストレッチポールエクササイズ，骨盤底筋トレーニング，筋力維持・増強の全身体操，尿失禁に関する講義の5つからなり，週1回90分で全12回実施された。評価は，ICIQ-SF，身体組成，身体機能，排尿日誌で行われた。介入の結果，尿失禁は全例で改善し，6人で消失した。ICIQ-SFは有意に減少した。動的バランス機能が有意に向上し，体幹筋肉量および下肢筋肉量は維持された。また，ICIQ-SFと開眼片足立ちは相関関係を示し，尿失禁と静的バランス機能との関連が示唆された[3]。

　Kimらは，複数の老年症候群・症状を有する地域在住の高齢女性61人，平均年齢78.6

歳を対象に，身体機能低下，尿失禁，転倒の恐怖の3つの項目におけるmultidimensional exerciseの効果についてランダム化比較試験を行った。対象者は，介入群31人と対照群30人に分けられた。介入群は，週2回60分間のmultidimensional exercise（骨盤底筋体操，椅子を使った運動，レジスタンスバンド運動，ボール運動，歩行能訓練，バランス訓練）を3ヵ月間行い，その後の6ヵ月のフォローアップ期間は月1回の運動教室への参加と自宅での運動プログラムを実施した。対照群は，月1回の一般的な健康教育教室に3ヵ月間参加した。評価は，ベースライン，3ヵ月の介入後，フォローアップ後に行われた。介入群の身体機能低下は，介入後およびフォローアップ後，有意に改善した。尿失禁有症率は，介入前66.7%に比べ介入後23.3%，フォローアップ後40.0%へ有意に減少した。対照群は尿失禁有症率の有意な減少を認めなかった。介入群は，対照群と比較してmultiple symptoms of geriatric syndrome（MSGS）スコアの有意な改善を示し，MSGSスコアが正常レベルになった対象者では，フォローアップ時の最大歩行速度が有意に改善した。これらの結果は，multidimensional exerciseが高齢者の尿失禁を含む老年症候群の改善に寄与することを示している[4]。

尿失禁を有する認知症のないフレイル高齢女性を対象に，身体活動トレーニングと尿失禁に対する行動療法を併用した12週間の介入研究がある。高齢者向け集合住宅に入居する42人（平均年齢84.9歳）を介入群23人，対照群19人にランダム化した。介入群は，週5日間1日30分の歩行と週2回のレジスタンスバンドを用いた筋力トレーニング（中等度の運動強度）を，尿失禁に対する介入は生活指導，飲水指導，骨盤底筋トレーニング，膀胱トレーニング，尿意切迫感の抑制などの行動療法を行った。尿失禁の評価は，介入前と介入12週後に排尿日誌とICIQを用いて行われた。1日尿失禁回数は，介入群で50%減少し，対照群は変化を認めなかった。介入群は対照群と比較し，1日尿失禁回数とICIQの尿失禁頻度に関する項目において有意な改善を示した[5]。

尿失禁を有する介護施設入所者を対象に，身体活動とADLに対する訓練を3ヵ月間行った介入研究がある。98人（平均年齢85.7歳，男女比24：74，平均MMSE 12.5点）の入所者を介入群48人，対照群50人にランダム化した。身体活動への介入は移動能，歩行能，バランス，筋力，持久力に関する訓練を，ADLは食事や着衣に関する訓練を行った。研究からの脱落者（死亡，転院，不適格データを含む）は，介入群13人，対照群17人であった。最終的に，介入群35人（男女比10：25），対照群33人（男女比7：26）の介入前後の24時間パッドテストにおける尿失禁重量を比較検討した。介入群の尿失禁重量は介入前576gから介入後462gへ減少し，対照群は424gから653gへ増加した。介入群は，尿失禁重量において統計学的（ベースラインの身体機能，年齢，性別で調整）に有意な改善を示した[6]。運動療法の長期的な効果に関しては，エビデンスが乏しい。

栄養療法

栄養と下部尿路機能障害に関する28論文を対象としたシステマティックレビューでは，高エネルギー食，高スターチ，赤身の肉の摂取は，前立腺肥大症リスクを増加させ，低エネルギー食，オニオンやガーリックを含むネギ科食物の摂取，高不飽和脂肪酸食，低飽和

脂肪酸食は，前立腺肥大症リスクを軽減する可能性がある。微量栄養素のカロチンは前立腺肥大症リスクを軽減し，亜鉛はリスクを増加させる可能性がある。栄養と尿失禁に関して，低エネルギー食と体重減少は尿失禁を有意に減少させる。飽和および一価不飽和脂肪酸の摂取と炭酸飲料は腹圧性尿失禁のリスクを増加させ，パン，スターチ，野菜の摂取は腹圧性尿失禁のリスクを減少させる可能性がある。また，亜鉛は前立腺肥大症と同様に腹圧性尿失禁のリスクを増加させる可能性がある。高齢男性において，イソフラボン(phytoestrogen)摂取と下部尿路症状との関連性を認めたとする報告がある[7]。栄養と過活動膀胱に関して，ポテトやスターチの摂取は過活動膀胱と弱い相関を示し，ビタミンD，たんぱく質，カリウムの摂取は女性の過活動膀胱を予防する可能性がある。ビタミンCに関する縦断的コホート研究は，食事から多くのビタミンCを摂取することは，女性の蓄尿症状の進行防止に関連するが，ビタミンC補助製品の過剰摂取は5年フォローアップ時の症状の悪化と関連する[8]。また，高エネルギー食と身体活動性低下は，女性の過活動膀胱のリスクである。このレビューの結論として，栄養と下部尿路機能障害との関連性に関する論文は散見されるが，多くは観察研究でありエビデンスは疎であると述べている[9]。なお，レビューに採用された論文は，フレイル高齢者や認知機能低下高齢者を対象とした研究ではないことに留意する必要がある。

「フレイル診療ガイド2018年版」[1]では，たんぱく質摂取量，微量栄養素，食事内容の質などがフレイルに関わる因子とされ，1日摂取たんぱく質量が多いとフレイル発症率が有意に低下し，微量栄養素(特に血清ビタミンD)低値はフレイルのリスクとなり，食事の質の低下とフレイルとの関連性が高いことが示されている。下部尿路機能障害に関しても，たんぱく質やビタミンD摂取は，前立腺肥大症のリスク軽減や女性過活動膀胱の予防と関連する報告がある[10,11]。食事内容の質(たとえば，赤肉を減らし野菜を多く摂取する食生活)は，生活習慣病やメタボリックシンドロームの改善予防にも繋がり，フレイルのみならず下部尿路機能障害リスクを軽減すると考えられる。以上より，フレイルへの栄養介入(たんぱく質摂取，微量栄養素，食事内容の質)は，高齢者下部尿路機能障害の改善にも寄与する可能性があるが，弱い関連性であり推奨レベルBとした。

•文献•

1) 荒井秀典(編集主幹)/長寿医療研究開発費事業(27-23)：要介護高齢者，フレイル高齢者，認知症高齢者に対する栄養療法，運動療法，薬物療法に関するガイドライン作成に向けた調査研究班(編). フレイル診療ガイド2018年版. ライフ・サイエンス：2018.

2) Wagg A, et al. Incontinence in frail older persons. In: Abrams P, Cardozo L, Wagg A, editors. Incontinence 6th Edition 2017: 6th International Consultation on Incontinence, Tokyo, September 2016. International Continence Society; 2017. p.1309-1441.

3) 井上千晶，長島玲子，福田美紀ほか. 女性高齢者に対する尿失禁の改善と筋力維持，バランス機能向上を目指した運動教室の評価. 島根県立大学出雲キャンパス紀要 2011; 5: 47-56.

4) Kim H, Yoshida H, Suzuki T. The effects of multidimensional exercise on functional decline, urinary incontinence, and fear of falling in community-dwelling elderly women with multiple symptoms of geriatric syndrome: a randomized controlled and 6-month follow-up trial. Arch Gerontol Geriatr 2011; 52: 99-105. PMID: 20211501

5) Talley KMC, Wyman JF, Bronas U, et al. Defeating urinary incontinence with exercise training: Results of a

pilot study in frail older women. J Am Geriatr Soc 2017; 65: 1321-1327. PMID: 28248418

6）Vinsnes AG, Helbostad JL, Nyrønning S, et al. Effect of physical training on urinary incontinence: a randomized parallel group trial in nursing homes. Clin Interv Aging 2012; 7: 45-50. PMID: 22334767

7）Wong SY, Lau WW, Leung PC, et al. The association between isoflavone and lower urinary tract symptoms in elderly men. Br J Nutr 2007; 98: 1237-1242. PMID: 17640419

8）Curto TM, Giovannucci EL, McKinlay JB, et al. Associations between supplemental or dietary intake of vitamin C and severity of lower urinary tract symptoms. BJU Int 2015; 115: 134-142. PMID: 24472044

9）Bradley CS, Erickson BA, Messersmith EE, et al. Symptoms of Lower Urinary Tract Dysfunction Research Network (LURN). Evidence of the impact of diet, fluid intake, caffeine, alcohol and tobacco on lower urinary tract symptoms: a systematic review. J Urol 2017; 198: 1010-1020. PMID: 28479236

10）日本泌尿器科学会（編）. 男性下部尿路症状・前立腺肥大症診療ガイドライン. リッチヒルメディカル；2017.

11）日本排尿機能学会/日本泌尿器科学会（編）. 女性下部尿路症状診療ガイドライン 第2版. リッチヒルメディカル；2019.

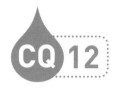

フレイル高齢者，認知機能低下高齢者の下部尿路機能障害に対して，どのようなリハビリテーションが推奨されるか？

要約

● フレイル高齢者，認知機能低下高齢者の尿失禁に対するリハビリテーションは，尿失禁回数の減少や尿失禁重症度の軽減に寄与する可能性がある。リハビリテーションの内容としては，レジスタンス運動，バランストレーニング，機能的トレーニングなどに，骨盤底筋訓練や膀胱訓練などの行動療法を加えた多因子プログラムが推奨される。エビデンスレベル 1，推奨レベル A

文献検索と採用の流れ

　本CQでは，フレイル高齢者，認知機能低下高齢者の下部尿路機能障害に対してどのようなリハビリテーションが有効か，frailty, frail elderly, geriatric assessment, dementia, cognitive dysfunction, lower urinary tract dysfunction, daily life intervention, rehabilitation, exercise などをキーワードに文献検索を行った。1,564 編の論文から 3 編とハンドサーチ論文 1 編を抽出し，そのなかから 3 論文と「フレイル診療ガイド 2018 年版」[1] と「認知症疾患診療ガイドライン 2017」[2] を参考にした。

| 解 説 |

　尿失禁を有する介護施設入所者を対象に，身体活動とADLに対する訓練を 3 ヵ月間行った介入研究がある。98 人（平均年齢 85.7 歳，男女比 24：74，平均 MMSE 12.5 点）の入所者を介入群 48 人，対照群 50 人にランダム化した。身体活動への介入は移動能，歩行能，バランス，筋力，持久力に関する訓練を，ADLは食事や着衣に関する訓練を行った。研究からの脱落者（死亡，転院，不適格データを含む）は，介入群 13 人，対照群 17 人であった。最終的に，介入群 35 人（男女比 10：25），対照群 33 人（男女比 7：26）における 24 時間パッドテストの尿失禁重量を比較検討した。介入群の尿失禁重量は介入前 576 g から介入後 462 g へ減少し，対照群は 424 g から 653 g へ増加した。介入群は，尿失禁重量において統計学的（ベースラインの身体機能，年齢，性別で調整）に有意な改善を示した[3]。

　Talley らは，尿失禁を有する認知症のないフレイル高齢女性を対象に，身体活動訓練と尿失禁に対する行動療法を併用した 12 週間の介入研究を行った。高齢者向け集合住宅に入居する 42 人（平均年齢 84.9 歳）を介入群 23 人，対照群 19 人にランダム化し，身体活動への介入は，週 5 日 1 日 30 分間の歩行と週 2 回のレジスタンスバンドを用いた筋力訓練（中等度の運動強度）を行い，尿失禁に対する介入は，生活指導，飲水指導，骨盤底筋訓練，膀胱訓練，尿意切迫感の抑制などの行動療法を行った。尿失禁の評価は，介入前と介入 12

週後に排尿日誌とICIQを用いて行った。1日尿失禁回数は，介入群で50％減少し，対照群は変化を認めなかった。介入群は対照群と比較し，1日尿失禁回数とICIQの尿失禁頻度に関する項目において有意な改善を示した[4]。

　Leeらは，尿失禁を有する認知機能低下高齢女性を対象に，12週間の骨盤底筋訓練の効果を調査した。対象は軽度認知機能低下およびアルツハイマー病と診断された98人，平均年齢75.1歳であった。認知機能と行動症状はMMSEとBarthel Indexを用い，尿失禁は排尿日誌とICIQ-SFで評価した。対照群と骨盤底筋訓練介入群にランダムに分け，経過中に16人が脱落し，最終的に対照群40人（平均MMSE 23.0，平均ADL 19.2），介入群42人（平均MMSE 23.4，平均ADL 19.2）で比較検討を行った。12週後，平均1日尿失禁回数は対照群が0.5回（3.4回→2.9回）の減少に対し，介入群が1.6回（3.3回→1.7回）の減少であり，両群間に有意差を認めた。平均1日排尿回数およびICIQ-SFスコアは，介入群で有意に改善した。骨盤底筋訓練は，指導内容を理解できない重度な認知機能低下患者には適応とならないが，軽度認知機能低下高齢女性においては有効な治療法であると報告している[5]。

　上記3論文において，Vinsnesらの論文[3]は身体機能訓練とADL訓練による介入，Talleyらの論文[4]は骨盤底筋訓練を含む行動療法，身体機能訓練とADL訓練の併用，Leeらの論文[5]は骨盤底筋訓練のみの介入である。これら3論文における患者背景や介入法はそれぞれ異なるが，身体活動訓練とADL訓練は，尿失禁回数の減少や尿失禁重症度の軽減に寄与する可能性がある。Vinsnesら[3]とTalleyら[4]の2論文では，レジスタンスバンドを用いた筋力訓練（中等度の運動強度），移動能，歩行能，バランス，持久力に関する訓練，食事や着衣に関する訓練を採用している。「フレイル診療ガイド2018年版」[1]では，フレイルに対する運動プログラムとして，レジスタンス運動，バランストレーニング，機能的トレーニングなどを組み合わせ，トレーニングの運動強度は中等度から高強度がよく，漸増的に運動強度を上げていくことが重要で，トレーニング時間は1日1時間で週3回，10週間以上行うことを推奨している。「認知症疾患診療ガイドライン2017」[2]では，運動は認知症予防に有効であり積極的に取り入れることを推奨している。運動の内容は有酸素運動，筋力強化訓練，平衡感覚訓練などの複数の運動を組み合わせたプログラムで構成されることが多い。

　以上よりまとめると，尿失禁を有するフレイル高齢者，認知機能低下高齢者に対して，前述したレジスタンス運動やバランストレーニングなどを組み合わせた運動プログラムが推奨され，さらに骨盤底筋訓練などの行動療法を組み合わせた多因子運動プログラムは，効率よく尿失禁の改善が得られる可能性がある。なお，行動療法に関しては，CQ-6（p.71）を参照いただきたい。

•文献•

1）荒井秀典（編集主幹）／長寿医療研究開発費事業（27-23）：要介護高齢者，フレイル高齢者，認知症高齢者に対する栄養療法，運動療法，薬物療法に関するガイドライン作成に向けた調査研究班（編）．フレイル診療ガイド2018年版．ライフ・サイエンス；2018.
2）日本神経学会（監修）．認知症疾患診療ガイドライン作成委員会（編）．認知症疾患診療ガイドライン2017．医学

書院：2017.

3）Vinsnes AG, Helbostad JL, Nyrønning S, et al. Effect of physical training on urinary incontinence: a randomized parallel group trial in nursing homes. Clin Interv Aging 2012; 7: 45-50. PMID: 22334767

4）Talley KMC, Wyman JF, Bronas U, et al. Defeating Urinary Incontinence with Exercise Training: Results of a Pilot Study in Frail Older Women. J Am Geriatr Soc 2017; 65: 1321-1327. PMID: 28248418

5）Lee BA, Kim SJ, Choi DK, et al. Effects of Pelvic Floor Muscle Exercise on Urinary Incontinence in Elderly Women With Cognitive Impairment. Int Neurourol J 2017; 21: 295-301. PMID: 29298469

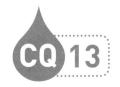

下部尿路機能障害を有するフレイル高齢者，認知機能低下高齢者の自宅での生活において，何が推奨されるか？

要約

● 尿失禁を有するフレイル高齢者，認知機能低下高齢に対する排尿誘導，適切な排尿ケア用品の選択，また ADL 訓練などのリハビリテーションが推奨される。
エビデンスレベル 3，推奨レベル A

● 尿失禁のある女性に対して，在宅での骨盤底筋訓練などの行動療法が推奨される。
エビデンスレベル 3，推奨レベル A

● 夜間頻尿（多尿，夜間多尿）に対しては，行動療法（飲水に関する指導，塩分過剰摂取者への塩分制限，食事指導，運動療法，禁煙など）が推奨される。
エビデンスレベル 4，推奨レベル A

文献検索と採用の流れ

本CQでは，フレイル高齢者，認知機能低下高齢者の下部尿路機能障害と在宅での生活の観点から文献検索を行い，下部尿路機能障害を有するフレイル高齢者，認知機能低下高齢者の在宅での生活における推奨されることをあげた。frailty, frail elderly, geriatric assessment, dementia, cognitive dysfunction, lower urinary tract dysfunction, daily life intervention, home health care などをキーワードとして，Medline, Cochran Library, 医学中央雑誌により論文検索を行った。2編の論文およびハンドサーチ論文5編から7編を抽出し，そのうち4編を採用した。

解説

尿失禁は，高齢者のQOLを大幅に悪化させるとともに介護負担を増すため，在宅療養を続ける阻害要因になりうる。そのため，失禁に対する適切な医療・看護が必要である[1]。海外の在宅で生活する認知症または認知機能障害者の尿失禁に対する保存的介入の系統的レビューによると，3つの論文があげられ，うながし排尿といった排尿誘導などの介入が行われていたが，介入の有効性を支持または除外するには，エビデンスとしては不十分であった[2]。また，尿失禁を改善させることより，うまく付き合っていくためには，おむつや排尿補助具といった排尿ケア用品を適切に使用することが大切である（BQ9 p.45 参照）。さらに，屋内で排泄に必要な（トイレへの移動も含む）ADLに焦点をおいた作業療法，理学療法も有効であると考えられる[1]。

「高齢者在宅医療・介護サービスガイドライン 2019」[3]では，尿失禁のある女性に対して，在宅での骨盤底筋訓練が勧められている。加えて在宅において認定看護師による行動療法

の進捗管理が尿失禁の症状とQOLに対して改善効果が期待できるとされている。骨盤底筋訓練は，訓練が四肢の筋力トレーニングなどのように目視できないこと，また効果を得るためには継続が必要であり，フレイル高齢者，認知機能低下高齢者の場合には，進捗管理の頻度や実施方法に工夫が必要と考えられる。

　夜間頻尿の要因はさまざまであるが，多尿，夜間多尿の場合には，行動療法として，飲水に関する指導，塩分過剰摂取者への塩分制限，食事指導，運動療法，禁煙，弾性ストッキングの使用，夕方の下肢挙上などが「夜間頻尿診療ガイドライン第2版」[4]にあげられている。他の治療と比較して，エビデンスは十分ではないものもあるが，非侵襲的でフレイル高齢者，認知機能低下高齢者にも推奨される。

•文献•

1）被災地の再生を考慮した在宅医療の構築に関する研究班. 在宅医療に関するエビデンス：系統的レビュー. 2015. https://www.jpn-geriat-soc.or.jp/info/topics/pdf/20150513_01_01.pdf
2）Drennan VM, Greenwood N, Cole L, et al. Conservative interventions for incontinence in people with dementia or cognitive impairment, living at home: a systematic review. BMC Geriatr 2012; 12: 77. PMID: 23272951
3）日本老年医学会／日本在宅医学会／国立長寿医療研究センター（編）. 高齢者在宅医療・介護サービスガイドライン2019. ライフ・サイエンス；2019.
4）日本排尿機能学会／日本泌尿器科学会(編). 夜間頻尿診療ガイドライン 第2版. リッチヒルメディカル；2020.

フレイル高齢者・認知機能低下高齢者の下部尿路機能障害に対する診療ガイドライン 2021

2021 年 4 月 15 日　　第 1 版第 1 刷発行
2021 年 7 月 15 日　　　　第 2 刷発行

編集・発行　　一般社団法人 日本サルコペニア・フレイル学会
　　　　　　　国立研究開発法人 国立長寿医療研究センター
　　　　　　　［連絡先］
　　　　　　　　一般社団法人 日本サルコペニア・フレイル学会
　　　　　　　　〒100-0003 東京都千代田区一ツ橋1-1-1 パレスサイドビル 株式会社毎日学術フォーラム内
　　　　　　　　TEL 03-6267-4550　FAX 03-6267-4555
　　　　　　　　E-mail : maf-jasf@mynavi.jp

制作・販売　　ライフサイエンス出版株式会社
　　　　　　　〒105-0014　東京都港区芝 3-5-2
　　　　　　　TEL 03-6275-1522　FAX 03-6275-1527
　　　　　　　http://www.lifescience.co.jp/

印　　刷　　三報社印刷株式会社
